董氏奇穴与经穴治疗
颈肩腰腿痛集验

（赠光盘）

杨朝义　编著

辽宁科学技术出版社
·沈阳·

图书在版编目（CIP）数据

董氏奇穴与经穴治疗颈肩腰腿痛集验 / 杨朝义编著. —沈
阳：辽宁科学技术出版社，2015.9（2019.1 重印）
ISBN 978-7-5381-9247-6

Ⅰ. ①董… Ⅱ. ①杨… Ⅲ. ①颈肩痛—针灸疗法 ②腰
腿痛—针灸疗法 Ⅳ. ① R246.2

中国版本图书馆 CIP 数据核字（2015）第 108096 号

出版发行：辽宁科学技术出版社
　　　　　（地址：沈阳市和平区十一纬路 29 号　邮编：110003）
印 刷 者：辽宁新华印务有限公司
经 销 者：各地新华书店
幅面尺寸：170mm×240mm
印　　张：10.75
字　　数：200 千字
出版时间：2015 年 9 月第 1 版
印刷时间：2019 年 1 月第 8 次印刷
责任编辑：寿亚荷
封面设计：翰鼎文化 / 达达
插图绘制：刘立克　刘美思　张　宏
责任校对：李　霞

书　　号：ISBN 978-7-5381-9247-6
定　　价：40.00 元（赠光盘）

联系电话：024-23284370
邮购电话：024-23284502
邮　　箱：syh324115@126.com

内容提要 CAPSULE SUMMARY

　　本书以毫针疗法为主，取穴以董氏奇穴与传统经穴相结合，并结合目前各种优势特色疗法，尤其是刺血疗法和火针疗法的运用。同时介绍了针灸新思维、新理论，即根据不同的疾病选择最为优势的治疗方法，不夸大任何疗法，本着以实用性出发，扎实地服务于临床。

　　本书完全以针灸临证的思辨程序，介绍了常见的颈肩腰腿痛疾病，包括落枕、颈椎病、肩周炎、手腕痛、腰痛等近30种疾病，从主证辨析、中西医诊断和鉴别诊断、辨证分型、针灸处方等各个环节全面剖析，提供给读者临证化裁的思维模式，以其达到举一反三、触类旁通的效果。并在各个疾病中加入了翔实的案例，以利于读者理解和总结。

　　本书内容简明实用，总结精当，具有较强的可读性、实用性、启发性，是极具实用价值之书。配有光盘，光盘中介绍了针灸治疗颈肩腰腿痛的方法及董氏奇穴、经穴的取穴方法等。

　　本书主要适合针灸医师、中医临床工作者、康复理疗工作者、针灸学院的学生以及广大中医针灸爱好者参考阅读。

序 一 SEQUENCE ONE

　　乙未春月，桃花盛开，风和日丽，此时恰蒙山东杨朝义医师有赐《董氏奇穴与经穴治疗颈肩腰腿痛集验》样稿，其书中罗列的病种、撷集的经验、精细的插图，使我渐入书里，医学的认知、文字的感悟、图例的美享……

　　窗外鸟语花香，空气清新怡人，案几书稿获益……

　　阅读此书，不知不觉，千百年人类疼痛史、针灸治疗史，及其历代诸家治疗史、董氏奇穴应用等，逐渐涌忆脑际……

　　人类在长期的生活、生产、工作之中，无不与疼痛病打交道。治疗疼痛诸病本身，就是人类自我防护本能之体现。原始社会人类不自觉地用手抚摸伤痛局部，减轻疼痛，从中积累体会经验，由自发、简单、随意的防护本能，上升到自识、自觉的医学行为，经历代不断总结提高，一门门疼痛医学应运而生。

　　本书以中医针灸学理论指导，选取独特的经穴、应用适当的刺灸方法进行治疗，既适应疼痛病治疗需要，又促进了临床针灸疼痛治疗学的发展。借助西医学的生理、病理、解剖及骨骼、关节等知识，系统地阐述颈肩腰腿痛的经穴治疗，又将现代临床研究的相关经验予以充实，更有利针灸治疗此类疾病，其临床意义倍增。同时，再将董氏奇穴的经验引入，使得学术价值与临床价值得到丰富与提升。因此，杨朝义医师的工作是非常富有意义的。

　　用经穴针灸治疗颈肩腰腿痛，具有调整阴阳、补虚泻实、活血化瘀、消炎止痛、通利关节等作用。目前在世界范围内，都在倡导与重视自然疗法与非药物疗法理念，应用经穴非药而治、不药而愈，将适应人们健康理念与治疗需求，也能更好地发挥中医传统的经穴治疗与保健的优越性。

对于颈肩腰腿痛，如何应用经穴治疗？如何将众多的方法化繁为简，切合临床？如何重点推介有效的治疗方法且简而易学？如何针灸经穴理法呼应且经验互掺？此是众多人士所盼所望解决的。令人欣慰的是，现今，一本好书即将面世，它即是杨朝义编写的《董氏奇穴与经穴治疗颈肩腰腿痛集验》。此书中对于前述问题有了一定对策与答案。

熟览与细研书稿，发现其书有较多鲜明特色之处。

本书有7个特色，即中医理论特色、临证辨治特色、经穴技法特色、西医解剖特色、临床实用特色、经验集要特色、董氏奇穴特色。

全书共有四大章，疾病28节，共10余万字，图片百余张。中医理论厚实，针灸经穴普用，董氏奇穴穿插，关键知识要览，临床经验具体，编排条理清晰，内容详略得当，文字清新流畅。编写体例紧凑，通篇文图呼应。临床经验兼蓄，机法浑然一体，切合临床实际，易于读者习用。

《董氏奇穴与经穴治疗颈肩腰腿痛集验》无论是从临床实用性，还是从学术的深广度来考量，都是值得一读的好书。

本书作者杨朝义医师，为西医学科班毕业，又对中医学兴趣浓厚，长期研究中医针灸，中西双通，集众家针灸诊疗颈肩腰腿痛经验之长，且一直在医疗一线，不断验证与丰富经穴颈肩腰腿痛技长。且勤奋刻苦，著述颇丰，多部著作问世，此部《董氏奇穴与经穴治疗颈肩腰腿痛集验》新著作，又将为其学术增彩。本书也是作者长期临床经验厚积与文字总结。因此，本书是一本集具有较高专业学术性、临床实用性于一体的经穴诊治颈肩腰腿痛方面的好书。

乙未新春，承蒙赐稿，先睹为快，愉悦非常，欣然作序，谨为推诵。

中国中医科学院针灸研究所　博士生导师
中国中医科学院针灸医院　主任医师
中央保健会诊专家　国家级名老中医
吴中朝
2015年4月5日　乙未年春月于北京

序 二 SEQUENCE TWO

　　针灸学是祖国宝贵医学遗产，几千年来，为人类的健康做出了不可磨灭的贡献。2010年11月16日，针灸医学被联合国教科文组织列入"世界非物质文化遗产名录"，针灸医学正式走向了世界，成为全人类的共同财富，是世界医学和传统文化之林的一朵奇葩。作为针灸的故乡——中国，更多有志于针灸的医师、学者、学子大批涌现，迎来了针灸的春天，掀起了世界针灸热潮……

　　针灸治疗颈肩腰腿痛疾病是强项，就诊人数占针灸临床半数以上。如何更迅速、更确切地取得疗效，是针灸临床医师始终在探索和渴望迫切解决的问题。

　　令人欣慰的是，一本专门探讨针灸治疗颈肩腰腿痛疾病的专著即将面世，这是有工作在临床基层第一线的针灸专业人员杨朝义医师所著，即《董氏奇穴与经穴治疗颈肩腰腿痛集验》。本书作者，厚积薄发，创新思路，充分发挥了针灸之所长，取穴独到，思路宽广，这是与作者扎实的基本功分不开的，融会贯通了董氏奇穴与经穴理论知识，取其各自精华，博采众长，集理论性和实用性为一体，是作者近20年临证经验和体会之总结，难得慷慨，悉数奉献。另荟萃多种治疗优势和临床医案。本书理论联系实际，与临床紧密结合，实用性强，可直接用于临床，适合于广大针灸临床工作者和针灸爱好者。

　　在本书出版之际，杨朝义医师求序于我。阅稿后，感本书实用性强，可使医者临证时取法观摩，而不至于望洋兴叹。此书具有推广的价值，故欣然作序，以示祝贺！

乔正中

2015年4月9日于北京

附注：乔正中先生为中国中医科学院针灸研究所新九针传人，中国针灸学会耳穴专业委员会常务理事，中华传统医学仪器学会经络信息研究会副会长、秘书长，世界针灸学会联合会及中国中医科学院针灸研究所国际培训中心客座教授，山西省针灸研究所主任医师，山西省针灸学会常务理事兼耳穴专业委员会主任委员。

前 言 PREFACE

针灸是一门古老而神奇的科学，是中国传统文化的一部分，起源于上古时代，具有悠久的历史，并在漫长的历史过程中不断积累，逐渐完善。但目前，在大多数国人的印象中，认为针灸只能治疗颈肩腰腿痛等运动系统疾病，这是现代人对针灸治疗疾病的粗浅认识，虽然这种认识有些片面，但也突显了针灸治疗的核心。

笔者在长期的临床观察中发现，就诊于针灸治疗的患者，多数为运动系统疾病，占临床疾病的60%以上。在全国各地也设有许多针灸治疗颈肩腰腿痛的专科机构，数目达相当比例，专门治疗颈肩腰腿痛等运动系统疾病。由此说明针灸确实擅长治疗运动系统病变，这已成为不争的事实。

的确，一般的颈肩腰腿痛疾病，在目前的治疗方法上缺乏有效的治疗手段，副作用又大，故在临床中对此往往束手无策，然而针灸却恰好弥补了这一空白。通过历代针灸临床资料观察，一般的颈肩腰腿痛病变，均为针灸治疗的适应证，是针灸治疗的强项。

在运动系统疾病中，大多数病种可将针灸作为首选的治疗方法，在临床治疗中有奏效快、疗效高、无副作用等强大优势，通过长期的临床治疗效果观察也完全可以证实这一点。如急性腰扭伤、踝关节扭挫伤、落枕、肱骨外上髁炎等疾病，若能正确治疗，多一次即可见效，或明显好转，甚至痊愈；肩周炎、腰肌劳损、坐骨神经痛、梨状肌综合征、足跟痛等疾病，通过针灸治疗多较为快捷地缓解或解除症状。某些疑难之疾，如脊髓病变、类风湿性关节炎、强直性脊柱炎、腰椎病变等，针灸也能起到有效缓解，甚至可达治愈的良效。

笔者在教学过程中了解到，很多学员都非常迫切希望能够多获得一些关于这一类的针灸专科资料，可供系统学习，全面掌握。但目前这一类的专科书籍并不多，针对这一现状，笔者根据多年的临床与教学经验，进行了系统总结，撰写了这本经验集。一则供大家临床参考，二则希望能起到抛砖引玉的作用，引发针灸前辈及同道师友把这一类相关疾病的经验集册出版，奉献于临床，心愿即达。

本书的出版承蒙多位名师的帮助与指点，尤其是有幸得到了中国中医科学院针灸医院吴中朝常务院长和原山西省针灸研究所乔正中所长的亲自审阅和指导，且两位老师在百忙中抽出了宝贵的时间为本书作序，在此，谨向两位老师为本书提供的中肯建议及对针灸后辈的扶持表示衷心地感谢，并致以崇高的敬意！

在本书出版之际，我还要衷心感谢一如既往支持我的辽宁科学技术出版社编辑的帮助与指导，感谢出版社所有参与工作的同志。

由于作者才疏学浅，水平有限，加之编写的时间短促，难免有错误或不当之处，恳请同道师友及广大读者指正，以使本书日臻完善。

杨朝义

甲午年秋分上

目 录 CONTENTS

第一章　颈肩腰腿痛针灸概述 …………………………………001
第二章　临床治疗篇 ……………………………………………007
　第一节　落枕 …………………………………………………007
　第二节　颈椎病 ………………………………………………011
　第三节　肩周炎 ………………………………………………017
　第四节　臂丛神经痛 …………………………………………023
　第五节　肱骨外上髁炎 ………………………………………026
　第六节　手腕痛 ………………………………………………029
　第七节　腱鞘囊肿 ……………………………………………033
　第八节　急性腰扭伤 …………………………………………036
　第九节　腰痛 …………………………………………………040
　第十节　强直性脊柱炎 ………………………………………044
　第十一节　尾骶痛 ……………………………………………048
　第十二节　坐骨神经痛 ………………………………………052
　第十三节　股外侧皮神经炎 …………………………………057
　第十四节　股骨头缺血性坏死 ………………………………060
　第十五节　梨状肌综合征 ……………………………………065
　第十六节　膝痛 ………………………………………………069
　第十七节　下肢静脉曲张 ……………………………………075
　第十八节　腓肠肌痉挛 ………………………………………078
　第十九节　踝关节扭伤 ………………………………………082
　第二十节　足跟痛 ……………………………………………085

第二十一节　不宁腿综合征 …………………………………090

第二十二节　血栓闭塞性脉管炎 ……………………………093

第二十三节　多发性神经炎 …………………………………097

第二十四节　风湿性关节炎 …………………………………101

第二十五节　类风湿性关节炎 ………………………………105

第二十六节　雷诺综合征 ……………………………………110

第二十七节　痛风 ……………………………………………113

第二十八节　格林-巴利综合征 ……………………………117

第三章　从《内经》浅析颈肩腰腿痛的治疗 ………………123

第四章　颈肩腰腿痛常用特色疗法简介 ……………………129

第一节　董氏奇穴疗法 ………………………………………129

第二节　刺络放血疗法 ………………………………………147

第三节　火针疗法 ……………………………………………151

第四节　艾灸疗法 ……………………………………………155

参考文献 ………………………………………………………159

后　记 …………………………………………………………160

第一章 颈肩腰腿痛针灸概述

一、病因病机

1. 风寒湿邪侵袭

《灵枢·痹证》中说:"风、寒、湿三气杂至,合而为痹。"风胜者为行痹;寒胜者为痛痹;湿胜者为着痹。风寒湿邪系外因所致。

2. 劳损伤筋,气血不利

劳损伤筋、气血不利的病机主要是因筋脉痹阻,不通则痛,为实证,多为外伤或慢性损伤所致。

3. 肝肾亏虚,筋骨失养

肝肾亏虚、筋骨失养的病机是气血不畅,不荣则痛,为虚证,多系内因所致。

二、辨证分型

1. 风寒湿痹型

(1) 游走性疼痛:以风邪偏重(重在祛风行血)。

(2) 疼痛严重者:以寒邪偏重(重以温法,可用灸法、火针治疗)。

(3) 重着不适者:以湿邪为重(重在祛湿利水)。

(4) 红肿热痛者:以湿热为重(这是一种特殊类型,因风湿日久,瘀久化热,则形成热痹。重在局部刺血加拔火罐治疗)。

2. 劳损伤筋型

根据患者病史(多有明确的外伤病史)、临床表现、现代相关影像学检查即可确诊。

3. 肝肾亏虚型

该型应根据患者久病史(具有缓慢的发展过程)、高年龄等情况进行辨证。

三、临床治疗

1. 治则

通经活络,舒筋止痛,补益肝肾。临床治疗时多是针灸并用。虚证、寒湿重用灸法、火针治疗;实证重用刺络放血法(临床以委中与阿是点最为常用）。

2. 基本处方

基本处方有两种，一是取局部穴，或以局部穴位为主、远端穴位为辅的治疗方法；二是取用远部穴位，或以远部穴位为主，局部穴位为辅的治疗原则。

目前，在针灸临床中多以第一种方法为常用，是治疗颈肩腰腿痛的针灸主要方法。但这种取穴法一般取穴多、见效慢，且存在风险性大的问题。远端取穴相对来说有取穴少、见效快，无风险的特点。笔者在临床中多采用以远端取穴为主、局部取穴为辅的治疗原则。

（1）风胜者（行痹者）：根据祛风先行血，血行风自灭的理论常取用膈俞、血海等相关穴位，再配以驱风的相关穴位（风府、风池、风市、外关等）。

（2）寒胜者（痛痹者）：常取用肾俞、腰阳关、关元、申脉、至阳、合谷、足三里等穴，常加用灸法及火针治疗。

（3）湿胜者（着痹者）：常取用阴陵泉、足三里、中脘、丰隆、商丘等穴，常加用灸法及火针治疗。

（4）热痹者：常取用大椎、曲池、太阳等穴，多配用刺络拔罐法泄热消肿。

（5）肝肾亏虚者：常取用肝俞、肾俞、太冲、太溪等穴。

（6）气滞血瘀者：常于局部点刺放血加拔火罐。

四、针灸治疗技巧

（一）颈项痛

首先嘱患者调节生活方式，避免颈项部疲劳，注意勿受风寒，加强局部保暖，改变颈项部的不良姿势。可做颈项部的拉筋。平常可做颈部按摩减缓其疲劳。

1. 当以后正中线为主的颈痛

（1）远部取穴：以督脉穴位为主。常取用人中、后溪等穴。

（2）局部取穴：痛点或受牵掣处穴位（多以火针、局部刺血或局部松解）。

2. 当以颈肌挛痛（两侧痛）

（1）远部取穴：多以膀胱经的穴位为主。常取用束骨、昆仑，当病变波及少阳经时，常取用液门、中渚、阳陵泉、悬钟等穴。

（2）局部取穴：多取用局部夹脊或局部膀胱经之穴（痛点靠里的常取用夹脊穴，靠于外侧的常取用膀胱经相关穴位）。

（二）颈肩痛

首先根据患者的发病原因调节生活方式，加强局部保暖，避免受风寒，并且加强局部的适当功能锻炼，也可做拉筋锻炼（马步，上举双手越高越好，左右各10分钟）。但在发病急性期，避免强力推拿按摩。

1. 远部取穴

远部取穴多以疼痛病位点循经取用相关穴位（临床多以病变经脉之输穴为常用）。

2. 局部取穴

局部针刺多以塔形斜刺为主法。也可以火针点刺、针刀、三棱针刺血加拔火罐等方法。

（三）肩痛

1. 远部取穴

远部取穴多以同名的阳经对应取穴，也可以在健侧的同部位或在同侧的远端辨经选穴，这种取穴必须配以患处的运动。

2. 局部取穴

局部取穴常以阻力针刺法，以活动的方式慢慢引出最痛点（受限处），多在此处以火针刺之。局部针刺常取用肩部三针（肩髃、肩髎、肩贞）。

3. 经验取穴

临床常取用中平、条口治疗而发挥有效的作用。其原理主要是调理阳明经之气血。

4. 随证配穴

肝肾亏虚者常配太溪、肾俞；风寒侵袭者常配合谷、大椎；气滞血瘀者常配血海、膈俞。

（四）肘痛

1. 远部取穴

远部取穴可用等高对应点取穴（如左曲池部位痛，取右曲池穴），或上下对应点取穴（如左曲池痛，可取右犊鼻穴）。

2. 局部取穴

局部取穴可在痛点刺血加拔火罐，也可在痛点火针，或在痛点运用围刺法治疗，也常用浮针法治疗。

（五）腰痛

1. 刺血法的运用

大多数腰痛患者适宜刺血治疗，并且疗效满意，因此腰痛患者要重视刺血疗法的运用（多以委中和痛点刺血常用）。

2. 远部取穴

腰痛要分清正中线及两侧之别，后正中线以取督脉经穴位为主（常取用后溪、人中）；腰脊两侧或一侧腰痛，或牵及大腿后面疼痛，以膀胱经远端穴位为主（常取用昆仑、委中、束骨、申脉），配以局部运动疗法；当腰部两侧连及臀部时，此时牵及了胆经，常取用悬钟、外关、阳陵泉、环跳等穴；若腰痛波及小腹、会阴部，此时牵及了肝经，常取用太冲、关元。

3. 局部取穴

以疼痛处腰椎体上下各椎体范围内为局部取穴范围（若3~4椎体有病，就在2~5椎体范围内取穴）。还常取用大肠俞、气海俞、关元俞、肾俞、腰阳关、秩边等局部穴位针刺。

4. 补肾并加灸法

腰为肾之府，对于久病之腰痛、寒湿腰痛、肾虚腰痛及性质不明的腰痛要多灸并补肾。

5. 随证配穴

寒湿腰痛常加用阴陵泉、腰阳关，多深刺久留；瘀血腰痛常加用膈俞，并加用刺络拔罐法；肾虚腰痛常加用肾俞、复溜、太溪，并以补法加灸。

（六）腿痛

引起腿痛的疾病甚多，以下将临床常见引起腿痛的病变的治疗纲要概述如下。

1. 膝痛

膝痛在腿痛病变中发病率最高，约占60%以上。

（1）远部选穴：根据膝部痛点辨经选用相关穴位（常以同名经取穴为常用）。或根据其病性组方选穴。

（2）局部选穴：在疼痛部位周围选用穴位，常用透刺法。若寒湿重者局部加用火针或艾灸。

2. 坐骨神经痛

（1）同名经选穴：根据病变经脉选用其同名经的相关穴位。

（2）根据病性取穴：通过四诊合参，根据中医辨证理论，确立病变性质，然后据病性组方选穴。

（3）接气通经法取穴：在病变经脉自上而下循经选取穴位（根据坐骨神经痛放射部位，对照经络循行路线，进行辨经分型，选取相应部位的腧穴，如太阳经型坐骨神经痛，叮选取秩边、环跳、承扶、殷门、委中、承山、昆仑等）。

3. 风湿

（1）远端取穴：根据发病部位，以同名经或表里经辨证取穴，主要以温阳行气，祛风化湿为治则。

（2）局部取穴：局部重用刺血法、艾灸法、火针治疗法。

4. 类风湿

（1）远部选穴：以辨证选穴为主，注重调理整体功能，增强自身功能，改善全身气血运行。临床治疗以补肝肾、强筋骨、祛风湿为具体治疗原则。

（2）局部选穴：局部选穴主要以艾灸和火针疗法（在肿痛处用火针点刺2~3下，速进慢出）为主。也可以在痛处行扬刺法。

5. 静脉曲张

（1）刺血疗法：本病以刺血疗法为主，在静脉曲张最凸起处用火针（临床用之最多，疗效最佳）或三棱针刺血。

（2）毫针疗法：常取用血海、曲池、足三里为主穴调整性治疗。

6. 足跟痛

（1）远部选穴：常取用足跟痛反应点（在大陵穴至劳宫穴之间的压痛反应点）和经验性用穴。

（2）局部选穴：根据足跟痛的部位选用局部穴位（若足跟痛点靠内侧时，常选取太溪、照海；若疼痛点靠于外侧常选取昆仑、申脉）。也可以在痛点直接火针刺。

7. 痛风

（1）远部选穴：根据痛风部位辨证选穴。

（2）局部选穴：可在痛点刺血治疗，也可以在痛点用火针密刺法，或在痛点运用排刺（也叫浮刺）法，也可以用浮针疗法。

8. 足弓变形

本病主因为高跟鞋穿得时间过长所致，所以应予以纠正。

9. 脂肪垫发炎

本病发生的主要原因多为鞋内过于潮湿所致，所以应保持鞋内干燥，减少足部出汗。

10. 踝关节损伤

（1）远部选穴：根据损伤部位辨经选穴，多以同名经取穴为常用。

（2）局部取穴：多在痛处点刺放血，或在痛点周围选择相关穴位针刺。

第二章 临床治疗篇

第一节 落枕

一、概述

落枕又名失枕，相当于西医学中的颈肌痉挛，是急性单纯性颈项强痛、肌肉僵硬、颈部转动受限的一种病症，是颈部软组织常见的损伤之一。多见于青壮年，冬春季节发病率高，轻者4~5天可自愈，重者疼痛严重并向头部及上肢部放射，迁延数周不愈，且宜反复发作。针灸治疗落枕有较好的疗效，是针灸治疗优势病种，若能正确施治，一次即愈或能见大效，故在此详细述之。

二、病因病机

病因： 睡姿不当，枕头高低不适，或颈部扭挫，或风寒侵袭。

病机： 气血凝滞，经络痹阻。

病位： 颈项部颈筋。与督脉、手足太阳经和足少阳经密切相关。

三、临床表现

本病多发病突然，患者于晨起或伤后骤然感到颈项部酸痛强直，多以单侧发病，颈部活动受限，不能左右回转或上下低头。以青壮年多见，男多于女，冬春季节发病率高。本病预后较好，病程较短，多1周左右可自愈，但会给患者带来一定的痛苦及不便。

四、临床治疗集验

（一）基本治疗

方1： 后溪或昆仑。

注释： 落枕一病，祖国医学记述甚早，《灵枢·杂病》载曰："项痛不可俯仰，刺足太阳；不可以顾，刺手太阳也。"其意是项痛不可前后俯仰者，乃病属于腰背，故取足太阳经的腧穴针刺（一般多取用昆仑、束骨、申脉、金门、天柱），任取一穴，以通经活络，疏散外邪。而项痛不可左右回顾者，其病在肩背，而手太阳之脉绕肩胛交肩上，所以取手太阳小肠经腧穴针刺（一般常取用后溪、腕骨、养老、支正、听宫），任取一穴，以驱邪、通经络、和气血。笔者在临床每遇落枕患者，一般均以此原理而用。施术时，一定要让患者配合颈项部疼痛点的活动，一般一次而愈或见大效。

方2： 重子、重仙或正筋、正宗。

注释： 两组穴位均为董氏要穴。重子、重仙适宜于病痛在肩背区，常配用十四经的承浆穴。《胜玉歌》云"头项强急承浆保"。正筋、正宗适宜于病痛在颈部两大筋者。两组穴位均有极好的功效，根据患者的具体表现选用，在治疗时仍然配用颈项部活动，这是提高疗效的重要因素。

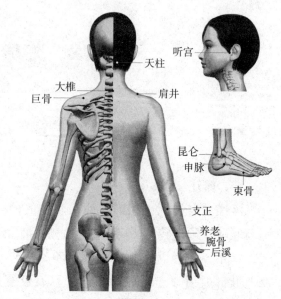

落枕取穴1

方3： 大椎。

注释： 大椎为局部穴位取

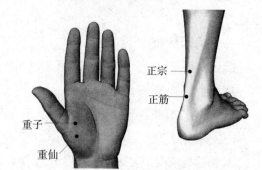

落枕取穴2

用，是诸阳之会，针刺可通阳解表，驱散风寒。早在《素问·骨空论篇》载曰："失枕在肩上横骨间。"其意是：落枕可取肩上横骨间的腧穴。在临床实用常取大椎、肩井、巨骨、天柱等穴，临床可任选其一穴而用。但笔者治疗本病很少用到局部穴位，若用局部穴位也是以刺血或火针治疗为主。

（二）其他疗法

1. 刺血疗法

处方： 阿是穴。

注释： 在患侧疼痛部位找到最明显的压痛点，常规消毒皮肤，用一次性无菌注射针头在阿是穴附近瘀络点刺放血，再用火罐拔罐5~10分钟。本法可以单独运用，也可以和毫针治疗联合用之。

2. 火针疗法

处方：阿是穴。

注释：以中粗火针，采用速刺法，点刺不留针，一般深度为0.3~0.5寸（根据穴位局部肌肉的厚度来决定），在局部可连续点刺3~5针。

3. 浮针疗法

进针方法：斜方肌及肩胛提肌压痛可从颈背部进针，针尖向上或从肩颈部向颈部斜刺；颈前部疼痛进针较为麻烦，可在局部根据痛点选择合适的进针点和进针方法。

注释：浮针疗法对落枕的急性期疗效稍差，对缓解期效果满意。

4. 耳针疗法

处方：颈、颈椎、神门。

注释：毫针浅刺，深度约1分，捻转泻法，动留针20~30分钟，每日或隔日治疗1次。或用王不留行籽进行耳穴贴压，手法由轻到重，按至有热胀感和疼痛（以患者能耐受为度），每日按压4次以上，每次2分钟左右。两侧耳穴交替使用。

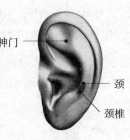

落枕取穴3

5. 腹针疗法

处方：中脘、商曲（患侧）、滑肉门（患侧）。

辨证加减：颈项双侧疼痛：商曲（双）、滑肉门（双）。颈项后正中痛：下脘、商曲（双）。

6. 推拿疗法

常用穴位及部位：风池、风府、风门、肩井、天宗、肩外俞等。

主要手法：一指禅推法、滚法、按法、揉法、拿法、擦法等。

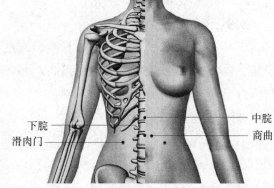

落枕取穴4

7. 皮肤针疗法

叩刺部位：叩刺颈项强痛部位及肩背部压痛点。

注释：叩刺至皮肤潮红，每日1次。叩刺背部皮肤就是开泻太阳经以驱散风寒之邪。

8. 拔罐疗法

处方：大椎、肩井、天宗、阿是穴。

注释：疼痛轻者，直接拔罐，若病情重者可结合皮肤针刺出血，然后再拔火罐，每日1次。

五、按语

针灸治疗落枕效果显著，可作为治疗的首选方法。若能正确施治均能立见其效，一般1~2次即可治愈。传统针灸治疗本病多以局部取穴为常用，但通过临床实效来看，

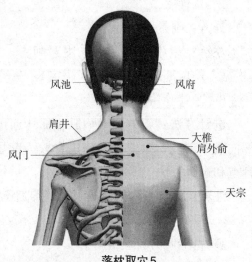

落枕取穴5

远端辨经选穴要明显优于局部用穴，只要能辨准病在何经，并配以颈项部运动，便能痛随针去。

本病多因睡眠时姿势不良而发病，但也有部分患者因其他因素而发病，如扭挫、受寒、肾虚都可引起颈项强痛。因此应嘱患者睡眠时注意枕头高低适度，避免受寒，防止复发。对于老年人反复出现落枕时，应考虑颈椎病。在针刺治疗中除了毫针刺法外，刺血疗法运用最多、效果最佳，若因受风邪而致者可用火针疗法，对惧针者可用推拿、拔火罐及艾灸疗法。

六、临床验案

病例：

李某，男，38岁。患者于一日前晨起后，感颈部疼痛、活动受限，不能回转，疼痛放射至右侧背部，头颈向左侧倾斜，疼痛程度逐渐加重，曾贴膏药治疗，效不显，故来诊。

诊断：诊为落枕。

治疗：（1）刺血治疗：先于局部阿是穴及附近瘀络刺血，加拔火罐。针刺完毕后，疼痛即有所好转。

（2）毫针治疗：再针左侧的后溪穴，用捻转手法，并嘱患者配合活动颈部，经针刺2分钟左右，颈部回转明显改善，留针20分钟，每5分钟行针1次，并配合活动患部，起针后已无明显不适感觉，经针1次而愈。

第二节　颈椎病

一、概述

颈椎病又称颈椎综合征。广泛地说，颈椎病是指颈项部的临床疾患，严格地说是指颈椎骨质增生、颈项韧带钙化、颈椎间盘萎缩退化等改变，刺激或压迫颈部神经、脊髓、血管而产生的一系列症状和体征的综合征，简称颈椎病。本病是中老年人常见病、多发病，近几年随着电脑、手机广泛普及，发病已越来越多，并有年轻化趋势，特别是大中城市地区远远高于农村，是针灸科常见治疗病种。

本病虽然是常见病、多发病，但在目前治疗尚无很有效的方法，治疗较为棘手，多反复发作，严重困扰着患者身心健康。针灸治疗本病有较好的疗效，对改善缓解病情具有见效快、疗效高、无副作用之优势，并且可以重复治疗。因此本病患者自愿选择针刺治疗的较多，是针灸临床的常见病，所以在针灸临床中很有必要对本病进一步地深入研究并加大推广运用。

二、病因病机

病因：肝肾亏虚，气血不足，劳损过度。

病机：筋骨受损，经络气血阻滞不通。

病位：颈项部经筋。与督脉、手足太阳经、少阳经脉关系密切。

三、临床表现

一般症状主要表现为颈部不适，颈肩部肌肉酸痛不适或麻木，或有头痛、眩晕、耳鸣，严重时可出现半身麻木或行走不稳等表现。

在西医临床中根据症状可分为颈型、神经根型、椎动脉型、交感型、脊髓型和混合型。因不同的症型可有不同的临床表现。颈型表现为以颈部疼痛、酸胀及沉重不适，向枕部及肩背部放射，颈部肌肉紧张、僵硬、压痛为特点；神经根型以一侧颈肩上肢反复发作的疼痛、麻木，仰头、咳嗽时症状加重，手指发麻，活动不利为特点；椎动脉型临床症状与颈部活动相关，出现头痛、头晕、视觉障碍、耳鸣耳聋，头痛多为一侧，呈跳痛、刺痛。

四、临床治疗集验

（一）基本治疗

方1：束骨或昆仑。

　　注释： 足太阳膀胱经脉和经筋均行于后项部，《灵枢》经脉病候中言"项如拔"、"项筋急"和"项背痛"，均是颈椎病的常见症状，所以颈椎病取用足太阳膀胱经穴是经络所行之用。束骨穴为足太阳之输穴，《难经》曰"输主体重节痛"，取用束骨治疗则为对症所用，又根据全息论，束骨是颈椎对应部位，所以本病取用故有良效了。另外也可以取用至阴穴、昆仑穴、金门穴、申脉穴，也有很好的治疗作用。在《素问·缪刺论》中言："邪客于足太阳之络，令人头项肩痛，刺足小趾爪甲上（至阴穴），与肉交者各一痏，立已。不已，刺外踝下三痏（金门穴或申脉穴或昆仑穴）。左取右，右取左，如食顷已。"这句话其意是说：当邪气侵入足太阳经，使人头项肩部疼痛，刺足小趾爪甲上与肉相交处的至阴穴，各1次，立可痊愈。如果不愈，再针刺外踝下的金门穴或申脉穴或昆仑穴3次。左病取右侧的穴位，右病取左侧的穴位，大约吃一顿饭的时间就好了。

　　以上几个穴位主要用于颈椎病表现为颈项痛的患者，相当于西医学所说的颈型、神经根型类患者。笔者所遇上述相关病患，均以此为用，确有良好实效。

　　方2： 风池、天柱、颈夹脊、后溪、申脉。

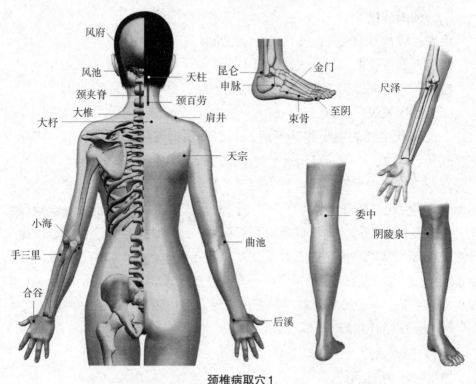

颈椎病取穴 1

配穴：眩晕加百会；手指麻木加外关、三间透后溪；气血不足加足三里。

注释：风池是足少阳与阳维脉之会，用之既能平息上扰之风阳，又能疏散外感之邪，是治风之要穴，内外风皆可治。天柱是足太阳经穴，能祛风散寒、疏通经络，《百症赋》中言"项强多恶风，束骨相连与天柱"。颈夹脊是经外奇穴，各穴位于相邻颈椎棘突间，旁开中线0.5寸，靠斜方肌内缘取穴。三穴均处于颈项部，具有疏通颈部之气血、通经止痛的作用。后溪是足太阳经的输穴，《难经》言"输主体重节痛"，又为八脉交会穴之一，通于督脉。申脉通阳跷脉，二穴合用，具有上下相配，疏导颈项、肩胛部之气血。

处方用穴远近相配，风池、天柱、夹脊穴祛风散邪，疏通经络，以治其标，后溪、申脉合用，补下清上，调和气血、疏通经脉以治其本。

方3：正筋、正宗。

注释：本组穴为董氏要穴，二穴处于跟腱上，此处于颈部为全息对应关系，刺于筋上，有以筋治筋之意。按经脉循行来说，二穴又处于膀胱经脉循行线上，所以治疗本病疗效非常满意。主要针对颈项部两侧大筋强痛不适的患者，是首选的穴位。

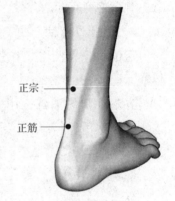

正宗 ——

正筋 ——

颈椎病取穴2

（二）其他疗法

1. 刺血疗法

处方：大椎、尺泽、委中。

注释：若是以眩晕为主症时首取大椎刺血，大椎为诸阳之会，而颈项部为督脉与足太阳经所过之处，在大椎刺血具有舒筋活络、祛瘀散寒、行气活血的作用。用一次性无菌注射针头点刺1~2下，针刺2~3分深，然后加拔火罐10~15分钟；尺泽处刺血最适宜于颈项部强痛者，以患侧的瘀络点刺，加拔火罐5分钟；委中刺血适宜于颈椎病各种类型，以瘀络点刺为主。

点刺放血可改善局部的血液循环，血流畅通，松弛痉挛的肌肉组织，疏通经络。既能迅速缓解不适症状，又有治本之功。笔者在临床中常用此法治疗本病，多数患者可配用刺血疗法，常与毫针相合而用之。

2. 火针疗法

处方：火针局部点刺。

注释：以中粗火针，速刺法，点刺不留针，一般深度在0.3~0.5寸（根据穴位局部肌肉厚度决定针刺深度）。也可以在颈夹脊穴浅刺，点刺深0.2~0.3寸。一般用于顽固性的颈项强痛，特别是风寒较重的患者最为适宜。笔者在临床每遇顽固性的患者，多用本法而获效。在用火针针刺颈部、肩部时，注意针刺深度，宜浅勿深。温通法之火针，可温通经络，温阳止痛。

3. 浮针疗法

进针方法：颈项部疼痛从下向上进针；背部疼痛多取横刺，针尖对向脊柱；肩部疼痛、麻木多从上肢远端向近心端进针；上肢痛麻在治疗时一般均需先在颈部治疗；两侧颈背部酸痛需两侧同时治疗；眩晕时从上位胸椎两侧向头颈部平行进针。

注释：本疗法对颈型、神经根型和椎动脉型疗效好，无论近远期疗效均满意；对交感型有即时疗效，远期疗效欠佳；脊髓型无论近远期疗效均不理想。

4. 小针刀疗法

定位：患者俯卧，在颈部寻压痛点或结合影像学检查确定治疗点，以龙胆紫标记。

方法：常规消毒，用无菌纱布裹小针刀快速刺入皮肤，然后缓慢推进，达病变层次后，行纵行疏通和横行剥离，如遇筋结、变硬等处，可纵行切割2~3刀，横行切割1~2刀。贴创可贴保护，一般5日1次，3~5次为1个疗程。

5. 腹针疗法

处方：天地针（中脘、关元）、商曲（双侧）、滑肉门（双侧）。眩晕者加上脘、关元、气穴（双），上肢麻木者加石关（健侧），每次留针30分钟，10次1个疗程。

6. 耳针疗法

处方：颈、肩、颈椎、神门、枕、内分泌、肾。

注释：每次选用3~5穴，毫针刺法，或埋针法、王不留行耳穴贴压法。

7. 推拿疗法

处方：风池、风府、肩

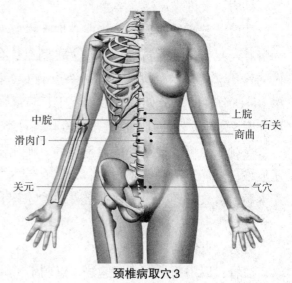

中脘
滑肉门
关元
上脘
石关
商曲
气穴

颈椎病取穴3

井、天宗、曲池、手三里、小海、合谷，以及颈肩背部、患侧上肢部。

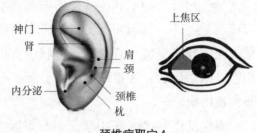

主要手法：滚法、按法、揉法、拿法、拔伸法、揉按法等。

颈椎病取穴4

8. 天灸疗法

取穴：压痛点、大椎、大杼、肩井、颈夹脊。

方法：取用灸疗中药在上述穴位施以天灸疗法。

9. 眼针疗法

取穴：上焦区。

配穴：颈痛不可转侧配小肠区；俯仰加剧配膀胱区，颈部正中痛配肾区。

10. 埋线疗法

处方：患椎夹脊穴：颈3~颈7。

配穴：颈型配大椎、大杼；神经根型配大杼、肩井、外关；椎动脉型配完骨、风池。

五、按语

针灸治疗颈椎病有较为满意的效果，对改善缓解病情有确实的疗效。对病情复杂、症状严重者，多几种方法联合取用。笔者在临床中以刺络拔罐法、毫针疗法、火针疗法用之最多。刺络拔罐有祛瘀活血、舒筋之效；毫针用之具有调气血、通经络的作用；火针用之则有扶阳益气、温通经脉之功。三者相互为用，疗效确切，是治疗颈椎病综合运用的有效手段。

颈椎病针刺治疗要针对患者的具体表现症状采取相应的治疗方法。初期以标实为主，随着病程的延长和病情的进展，损及后天脾胃，主要以本虚标实、下虚上实为矛盾的主要方面。治疗以清上补下，处方以阳经腧穴为主。当针刺颈部、肩部时应注意针刺深度。推拿治疗时，应注意操作手法、操作强度，施术时不可粗暴，不可过度盲目重力按压、大幅度扳法。

本病容易复发，所以在治疗时和治疗后避免诱发因素。平时应进行适当的功能锻炼，注意颈部保暖，避免风寒之邪侵袭。

六、临床验案

病例1：

刘某，女，64岁。颈部活动不利，伴疼痛不适反复发作2年余。患者于2

年前始感颈部活动不利，并伴疼痛和弹响，左手麻木，时有头晕、恶心及后背部沉重不适。每遇阴雨天或受风寒后症状明显加重。曾多次口服药物及其他方法治疗，病情时轻时重，症状没有得到根本改善。在当地某医院行X线检查，结果显示：颈椎曲度变直，颈3~颈6椎体骨质增生，椎间隙变窄。诊断为颈椎病。

本次发作症状加重10余天，故来诊。检查见：颈部活动时疼痛明显，在颈4~颈6脊突压痛，余症状如上所述。舌尖红，苔薄黄，脉沉弦。

治疗：

（1）刺血治疗：于大椎穴及周围瘀络点刺放血，加拔火罐5分钟，每隔3日治疗1次。共点刺放血治疗3次。

（2）火针治疗：火针局部点刺，隔2日治疗1次。共治疗4次。

（3）毫针治疗：取后溪、申脉、悬钟、阴陵泉治疗。针刺得气后，嘱患者向各个方向活动颈项部，每日1次，留针30分钟，每10分钟行针1次。

经用上述方法治疗，1次即见明显效果，毫针治疗5次后症状基本消失，又经3次巩固治疗临床症状消失。

病例2：

段某，男，55岁。患者右上肢麻木1年余，曾服用中西药物、行针灸、膏药等治疗，效不显。在某医院CT检查，发现颈椎生理曲度变直，颈4~颈6椎体间隙变窄。现感右肩背及右上肢疼痛，并感右手麻木，尤以夜间为重。检查：颈部活动受限，臂丛神经牵拉及椎间孔挤压试验阳性。

治疗：

（1）刺血治疗：在大椎及尺泽穴周围瘀络点刺放血，并加拔火罐10~15分钟。每3~5日治疗1次，共点刺放血治疗3次。

（2）火针治疗：在阿是穴、天宗、风池、相应夹脊穴火针治疗，每2日治疗1次，共治疗5次。

（3）毫针治疗：取昆仑、后溪、外关、风池、颈百劳针刺。先针刺远端穴位，配合局部的活动，再针刺局部穴位。用毫针治疗15次，临床症状消失。随访1年无明显异常。

第三节　肩周炎

一、概述

肩周炎全称为肩关节周围炎，是肩关节囊广泛创伤性退行病变，引起关节囊和关节周围组织的慢性无菌性炎症反应。中医学称为"漏肩风"。若迁延日久，肌肉萎缩、粘连、关节活动受限，则称为"肩凝症"、"冻结肩"。又因其病多发生于50岁左右的人，所以又有"五十肩"之称。本病以重体力劳动者多见，女性多于男性。针灸疗法对本病有较好的治疗功效，是针灸治疗的优势病种，非常值得在临床大力推广运用，可作为治疗本病的首选方法。

二、病因病机

病因：体虚，劳损，风寒侵袭。

病机：肩部经络阻滞不通或失养。

病位：肩部经络。与手三阳、手太阴经密切相关。

三、临床表现

本病临床表现以发病时间的长短而有不同。初期以肩关节疼痛为主，功能活动尚可，单侧或双侧肩部酸痛，可向颈部和上肢放射。可有固定压痛反应，多为日轻夜重的表现。随着病情进一步的发展，疼痛程度反而减轻，逐渐出现功能障碍，肩关节呈不同程度僵直，手臂上举、后伸、前伸、外旋等动作受限制。局部可有明显压痛及发凉感，受风寒明显加重，得温则稍缓解，严重者可影响梳头、穿脱衣服等日常生活。日久顽固不愈者，可致肩部肌肉萎缩。

四、临床治疗集验

（一）基本治疗

1. 根据病位点取穴（辨经选穴）

（1）当病痛点处于手阳明经（疼痛以肩前外部为主）时，常取用的穴位是合谷或曲池或三间或列缺（根据患者的具体情况选用一穴即可）。

（2）当病痛点处于手少阳经（疼痛以肩外侧部为主）时，常取用的穴位是中渚或悬钟或阳陵泉或外关（根据患者具体情况选用一穴即可）。

（3）当病痛点在手太阳经（疼痛以肩后部为主）时，常取用的穴位是后溪或腕骨或养老或支正或昆仑或束骨（根据患者具体情况选用一穴或两穴即可）。

（4）当病痛点处于手太阴经（疼痛以肩前部为主）时，常取用太渊或鱼际或尺泽或列缺或三阴交（根据患者具体情况选用一穴或两穴即可）。

2. 根据病性取穴

（1）当疼痛发于天气有明显变化时（也就是阴雨天时疼痛明显加重），常取用阴陵泉。多加用灸法及火针治疗。

（2）当受风寒明显加重时，常取用外关或风池或听宫，也可加用火针。

（3）当疼痛在夜间，或夜间疼痛明显加剧时，常取用照海，或根据子午流注时间法，当病在哪一时辰而发，就取用相应经脉的原穴（这种取穴法适宜病情固定于某一时间段而发病的患者）。

（4）当年龄在50岁左右发病的患者（也就是"五十肩"，阳明气虚、肝肾亏虚患者），常取用条口或中平或董氏奇穴的肾关穴。

（5）当肩臂不能抬举的患者（也就是活动受限，有粘连的患者），常取用董氏奇穴的足千金、足五金（用于不能向后抬举者），董氏奇穴的肾关穴（用

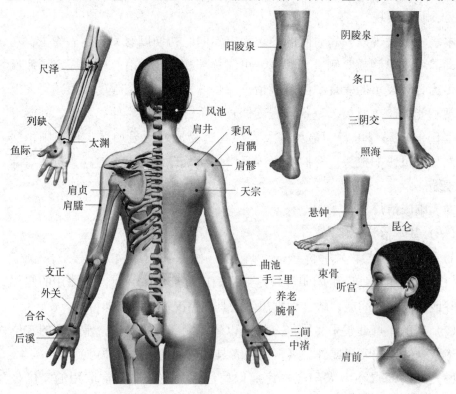

肩周炎取穴1

于肩臂不能前抬者），也可以在牵制点火针治疗或刺血疗法。

3. 局部穴位的取用

无论辨经选穴，还是根据病性取穴，均可在肩关节局部配用相关穴位来治疗，在临床中肩关节局部取穴最常用的穴位为：肩髃、肩髎、肩前、肩贞，这4个穴是治疗本病在局部取穴常用的穴位，临床上根据患者的具体情况选用相关穴位，局部选穴，可疏通肩部经络之气血，通经活血

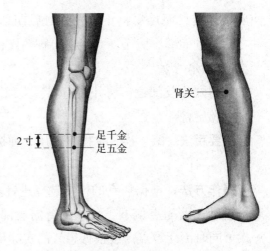

肩周炎取穴2

而止痛。一般针灸治疗本病多以局部穴位为常用，笔者通过长期的临床实践来看，辨经远端选穴要明显优于局部穴位的运用。远端选穴具有见效快、疗效高、用穴少、风险低等治疗优势特点。笔者在临床中较少单独局部取穴，若局部用穴则是先远端取穴再局部用穴，或是以局部痛点刺血及火针治疗。

（二）其他疗法

1. 刺血疗法

取穴： 阿是穴、尺泽。

注释： 在患侧肩部寻找最明显的压痛点，用一次性无菌注射针头点刺2~3针，再加拔火罐。并加配患侧的尺泽周围瘀络点刺放血，同时也加拔火罐，使瘀血外出，邪去络通。一般隔日1次，临床多与毫针法配用，疗效满意。多数患者经刺血治疗后，疼痛多能立时缓解。肩部穴位刺络放血后起到活血化瘀，行血散风，促进经络气血运行的目的。

2. 火针疗法

取穴： 阿是穴（痛点、肌肉僵硬处或举臂时牵掣点）。

注释： 一般一个部位可散刺2~5针，针刺深达肌腱结合部，出针后用消毒干棉球立按针眼片刻。每周治疗2次。嘱患者保持局部清洁，避免针孔感染。笔者在临床常以此法用之，尤其对顽固不愈的患者用之依然有很好的疗效，是治疗本病的一个有效手段。

火针可以温其经脉，鼓舞人身的阳热之气，温煦肌肤，因而驱散寒邪，

使脉络和调，而疼痛自止。尤其对后期粘连的患者，火针更有独到之优势，针之能促进局部血液循环，疏通松解粘连板滞的组织。

3. 推拿疗法

常用穴位及部位：肩井、肩髃、秉风、天宗、肩贞、曲池、手三里、合谷，以及肩臂部。

主要手法：滚、揉、拿捏、点压、弹拨、摇、扳、拔伸、搓抖等。

4. 浮针疗法

操作方法：根据痛点的位置选择进针点，若痛点偏上，可从锁骨部位向肩部进针；若痛点偏下，可从上臂向肩部进针；若痛点弥散，可分别治疗，一次可同时治疗数点，或根据患者的实际情况分次治疗。

注释：浮针疗法对病久有粘连的疗效更佳，可起到松解粘连之效。也就是说，浮针对肩周炎久治难愈的患者依然有很好的功效，是治疗肩周炎后期的一个有效方法。在临床治疗时若配合刺血疗法疗效更好。

5. 小针刀疗法

方法：操作时可在局麻下将小针刀刺入痛点，触及硬结及条索状，顺肌纤维走行方向剥离松解粘连。

注释：小针刀适合于粘连久的患者。小针刀有疏通经络，解除粘连的作用。

6. 腹针疗法

处方：引气归元（中脘、下脘、气海、关元）、天枢（双侧）、大横（双侧）、滑肉门（患侧）、水分。

注释：每日治疗1次，每次留针30分钟，10次为1个疗程。

7. 耳针疗法

处方：取肩、肩关节、神门、肝、肾、内分泌等。

注释：每次选用3~5穴，对准穴位快速刺入，深度1分左右，留针20~30分钟，每日或隔日治疗1

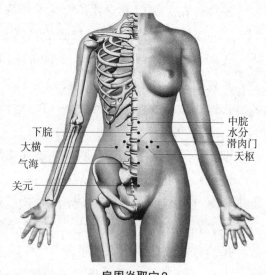

下脘
大横
气海
关元

中脘
水分
滑肉门
天枢

肩周炎取穴3

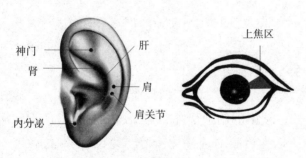

肩周炎取穴4

次。或用王不留行籽贴压，配以活动肩部，每日按压4次以上，每次2分钟左右。适宜于初期患者，多于其他方法合并用之。

8. **埋线疗法**

初期：阿是穴刺入埋线。

粘连期：在结节处做埋线。

配穴：手太阴经型加肩前、三阴交；手阳明经型加肩髃、条口；手少阳经型加肩髎、悬钟；手太阳经型加臑俞、承山。

9. **针挑疗法**

选穴：于病痛区选取阳性点3~5个。

方法：用较强刺激手法挑刺，牵住皮下白色纤维组织，反复进行左右摇摆旋转牵拉动作，以触动所在部位的经络。隔日1次。

10. **眼针疗法**

处方：主穴：上焦区。

配穴：肩前痛加大肠区，肩后痛加小肠区。

11. **天灸疗法**

处方：肩髃、肩髎、臂臑、肩井、天宗。

注释：配用相关药物在上述穴位选用2~3个穴点施灸。

五、按语

本病是针灸治疗的优势病种，通过针灸治疗可明显地缓解甚至消除症状。尤其是初发者，疗效更佳，对粘连患者需多种方法并用，如刺络拔罐、火针、浮针、小针刀、推拿等方法合用，可明显提高治疗效果。

针灸治疗肩周炎的疗效好坏与疼痛程度无太大的关系，但与疼痛的面积有直接联系，当牵扯的经脉越少，治疗效果越好，只有一处疼痛者效果最好，如果疼痛的范围很大，说明病在多条经脉，在治疗时应首治疼痛最甚经脉，一次治疗不宜选太多的穴。在治疗时必须辨清病在何经，方能痛随针去，否则针再多的穴也无效。当针刺得气后，嘱患者同时活动患处，这是提高疗效的重要因素，绝不可忽视。

针灸对本病有较好的止痛效果，若经一定时间的治疗无明显缓解时，应排除肩关节结核、颈项部及肺部肿瘤等疾患。肩周炎属于软组织病变，X线为阴性表现。所以在治疗时应注意排除严重的器质性病变，以免延误治疗（笔者在临床曾遇到多例是因他病而引起肩痛就诊的患者，因误诊肩周炎治疗多时）。在治疗时应嘱患者注意保暖，防止受寒，以免加重病情，影响治疗效果。在治疗期间需配合适当的肩部功能锻炼，随着疼痛减轻，才可以逐渐加大活动幅度，活动不过急过猛，遵循持之以恒、循序渐进、因人而异的针对性原则。

六、临床验案

病例1：

沈某，女，52岁。右肩疼痛20余天，近日来出现右肩疼痛，抬举不利，曾贴敷膏药及药物治疗，效不显，阴雨天明显加重，并感背部畏寒及沉重感，在天宗穴周围压痛明显，后项部僵硬。时有潮热、心烦、眠差。舌质红，苔薄白，脉弦，重按无力。诊断为肩周炎（五十肩）。

治疗： 首先在天宗穴处刺血，加拔火罐10分钟左右，出血量宜少。刺血完毕取患侧条口深刺，平补平泻手法刺激，得气后取针。再取健侧的后溪，留针20分钟，当针刺得气或每次行针时配合活动患处。并配用天灸疗法。治疗1次后症状即有明显缓解，共治5次而愈。

病例2：

王某，女，55岁。右肩关节反复疼痛4年余，活动明显受限，穿脱衣困难，阴雨天、劳累及夜间疼痛均加重。曾多种方法治疗效果不显，余尚可。检查：舌尖红，苔白略腻，脉沉细，右肩部周围有广泛压痛。诊断为肩周炎。

治疗：

（1）刺血治疗：在最明显的压痛点及患侧的尺泽点刺放血，并加拔火罐10~15分钟，每3日1次。共治疗3次。

（2）火针治疗：在压痛点及牵掣点火针点刺，隔日1次。共治疗5次。

（3）毫针治疗：取条口深刺，当针刺得气后出针，不留针，再针刺足五金、足三金、肾关穴，留针30分钟，每日1次。当针刺得气或行针时配合患处的活动。

用上述方法治疗1次后，症状稍缓，3次后已明显缓解，共治疗12次而愈。

第四节　臂丛神经痛

一、概述

臂丛由颈5至胸1的脊神经前支组成，有时胸2亦参与。主要支配肩及上肢的感觉和运动。臂丛神经痛是各种原因导致臂丛神经根、神经丛和神经干的原发性和继发性病变所产生的疼痛。在这里所谈及的主要针对原发性病变，这一类疾病是因无菌性炎症而致。本病在临床中并不少见，病情轻的患者可在数天减轻或消失，病情较重的患者可持续数周，瘫痪的肢体可从数周到数月才逐渐改善。该病属于中医学"痹证"、"筋痹"、"肩臂痛"等范畴。

本病在西医学中认为是炎症、缺血、受压而引起臂神经的感觉和运动功能活动异常。针灸对本病有较好的疗效，既可以迅速缓解症状，也能有效地得以根治。

二、病因病机

病因： 外伤、慢性劳损、风寒湿热侵袭。

病机： 经络气血阻滞不通。

病位： 肩臂部。与手三阳、手三阴关系密切。

三、临床表现

临床主要表现为锁骨上窝、肩、腋、前臂尺侧等部位出现较为强烈的放射性，甚呈刀割样、撕裂样、烧灼样或针刺样疼痛为主症。可伴有肢体运动、感觉障碍和肌萎缩，表现出典型的神经痛之症状。常与颈椎的退行性变、外伤或免疫接种、感受寒凉等因素有关。

四、临床治疗集验

（一）基本治疗

处方： 极泉、肩髃、肩髎、曲池、外关、后溪、阳陵泉。

配穴： 手太阴肺经区域疼痛配尺泽、太渊；手少阴心经区域疼痛配少海、通里；手厥阴经区域疼痛配曲泽、内关；手太阳经区域疼痛配肩贞、腕骨。

注释：极泉穴处于腋下动脉搏动处，操作时避开动脉，直刺0.5~0.6寸，与肩髃、肩髎乃为局部取穴所用，疏导局部之气血；曲池疏通手阳明经之气血，手阳明多气多血；后溪疏导手太阳经之气血，后溪为输穴，"输主体痛"；外关

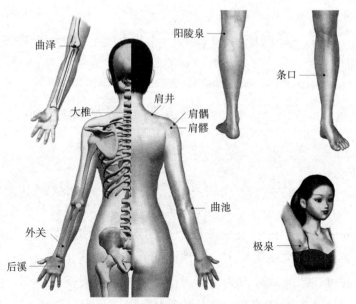

臂丛神经痛取穴1

疏导手少阳经气血，外关祛风寒之效甚强；阳陵泉为八会之筋会，有舒筋通络、柔筋止痛的作用。穴位远近相配，相得益彰。

（二）其他疗法

1. 刺血疗法

处方：大椎、肩髃、肩井、曲泽、阿是穴。

操作：根据疼痛部位选择上述相关穴位，点刺后加拔火罐5~10分钟，总出血量控制在30~50毫升。每日1~2次。

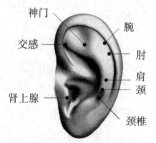

臂丛神经痛取穴2

2. 耳针疗法

处方：取颈椎、肩、颈、肘、腕、神门、交感、肾上腺等。每次选用3~4穴，毫针刺法或埋针法、压籽法。

3. 火针疗法

处方：阿是点及病变经脉相关穴位。

注释：阿是点一般点刺3~5下，病变经脉选穴一般点刺1针，每周治疗2次。

4. 浮针疗法

进针方法：颈部疼痛多沿锁骨方向向颈部进针，特殊情况下也可从背部向上进针；上肢症状一般从远端向近端进针，如位于肘臂部时也可以选择向远心端进针。

五、按语

针灸对原发性病变的治疗有很好的疗效，对继发性病变在改善症状方面也尚属满意。但在治疗时要仔细对上肢进行检查，先查看颈、肩、背、上臂、前臂肌肉是否有萎缩，局部软组织是否红肿热痛，再进行上肢各功能检查，明确病变根本之所在，施以正确的治疗方法。对继发性病变患者，要针对原发病治疗。

急性期宜减少活动和避免提重物，使患肢得以休息，严重者将前臂屈曲并以悬带于胸前。若是颈椎病引发者，注意头位不宜固定太久，卧枕不宜过厚，避免颈部过屈。对于病情重、顽固性患者，可同时结合几种方法并用，如推拿、针灸、刺血、熏洗等疗法，以提高临床治疗效果。慢性患者平时注意保暖，防止寒邪侵袭，适当注意锻炼，锻炼强度因人、因病而异，适可而止，量力而行。

六、临床验案

病例：

王某，男，56岁。右肩、臂酸重疼痛、手指麻木肿胀4年余。患者于4年前发生脑出血病变，右侧肢体活动受限。在恢复过程中渐出现右肩、臂酸痛，经多方治疗，效不显。现患者感右肩、臂酸痛，抬举受限，呈持续性疼痛，阵发性加剧。疼痛如烧灼、针刺样，夜间痛剧，手指麻木肿胀，平时靠搓揉有所缓解。查体：右上肢远端略肿胀，指端肤色暗红，右上肢外展及上举受限，臂丛牵拉实验阳性。脉紧细，舌质淡紫，苔黄腻。

治疗：

（1）刺血治疗

处方：大椎、肩髃、曲泽。

方法：在以上各穴点刺出血，加拔火罐，出血量在50毫升左右，每周治疗1次，共治疗3次。

（2）毫针疗法

处方：条口、阳陵泉、极泉、曲池、肩髃、肩髎。

方法：首先取健侧远端的条口、阳陵泉、曲池，针刺得气后让患者逐渐活动患处，继后再针刺患侧的极泉、肩髃、肩髎，20分钟后将局部穴位取下，远端穴位再留针10分钟。

经治疗1次后症状即有所缓解，10次后疼痛基本消失，共治疗12次。

第五节 肱骨外上髁炎

一、概述

肱骨外上髁炎俗称为"网球肘"，是一种常见病、多发病。由于某些工作需反复屈伸肘关节及前臂旋前旋后活动，引起桡侧腕伸肌肌点损伤，致使肘关节之桡背部疼痛，故又称为前臂伸肌联合腱炎、肘桡关节滑膜炎、肱骨外上髁骨膜炎。多发于肘部旋转和伸肘关节的劳动者，如打字员、木工、钳工、网球运动员等，故又俗称"网球肘"。属于中医学"肘劳"、"伤筋"范畴。

本症极为常见，但一般治疗难以治愈，多易反复发作。针灸治疗本病临床疗效满意，若能正确治疗则能短时而愈，是治疗本病的有效方法，值得推广运用，故详细述之。

二、病因病机

病因：慢性劳损，寒湿侵袭。

病机：气血阻滞不畅，肘部经气不通，不通则痛。

病位：肘部的经脉和经筋。多在手三阳经筋。

三、临床表现

本病多起病缓慢，初期仅在劳累后偶感肘外侧疼痛，休息后无明显感觉，日久症状则逐渐加重，并影响日常生活。表现为肘外侧疼痛、无力、难以持物用力（如握拳、屈腕、提物、扫地等动作难以胜任）。严重者局部压痛明显，一般可有局限而敏感的压痛点，病程长的可见局部粘连或肌肉萎缩现象，每遇寒冷疼痛加重。

四、临床治疗集验

（一）基本治疗

处方：犊鼻、冲阳、曲池、阳陵泉。

配穴：肘部痛甚配董氏奇穴

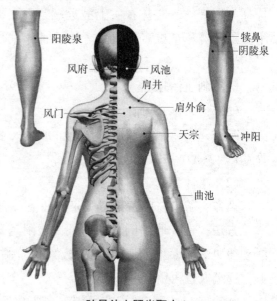

肱骨外上髁炎取穴1

灵骨、天井；臂肘麻木不仁配外关。

注释：中医认为本病的发生多是以阳明气血不足而致，故治疗以阳明经穴为主，阳明经多气多血，用之可激发阳明经气，活跃气血，濡利关节，通络止痛。阳陵泉为八会之筋会，若能在此处找到反应压痛点针之，疗效更佳。在高树中医师撰写的《一针疗法》中，被称为肘灵穴。

笔者在临床中常取用健侧的犊鼻与曲池治疗，再配用患侧的灵骨穴（为董氏奇穴穴位），疗效十分满意。一般先针健侧的犊鼻与曲池，并让患者配合患处的运动。犊鼻取穴为手足对应取穴之用，曲池乃为等高对应取穴之用，这均符合《内经》交经缪刺，"左病取右，右病取左"之用。经临床实用，其效肯定，笔者常配合火针点刺，一般3次内可愈。

（二）其他疗法

1. 火针疗法

处方：阿是穴点刺（肱骨外上髁点）。

注释：以中粗火针快速点刺阿是穴（按压最痛点）2~3针，进针0.2~0.3寸，不留针。局部火针点刺可舒筋活络、激发经气，使气机疏利，气血通畅，经筋得养而达治疗目的。

火针治疗本病疗效确切，笔者常用此法治疗本病，轻症早期患者1次可愈。火针治疗本病简单实效，无不良反应，很值得临床推广运用。

2. 刺络疗法

处方：阿是穴及周围瘀络。

注释：用一次无菌注射针头点刺，然后再配火罐相助以拔血，一般隔日1次。也可以用皮肤针叩刺，叩至微微渗血，加拔火罐，每2~3日1次。

在疼痛及瘀络刺血，使邪有出路，达到疏通经络、调和气血、消肿止痛的目的。这是笔者早年临床常用之法，其疗效也较为满意，多与毫针治疗合用。

3. 艾灸疗法

方法：用温针灸或隔姜灸法。

注释：温针灸法是毫针与灸法合用之法。在阿是穴处用1.5寸长的毫针针刺，在针柄上放一艾炷（市场所售的艾炷大约在3厘米，一般一次点燃2炷）。隔姜灸法是在阿是穴放置鲜姜片，用小艾炷隔姜灸，每穴灸3~5壮，每日或隔日1次，10次为1个疗程。无论用温针灸还是用隔姜灸注意勿烫伤、烧伤。

4. 小针刀疗法

方法：用针刀松解肱骨外上髁部位肌腱附着点的粘连。

5. 腹针疗法

处方：中脘、商曲（健侧）、滑肉门（患侧）、上风湿点（患侧，滑肉门上0.5寸，外0.5寸）。

注释：每次留针30分钟，10次为1个疗程。

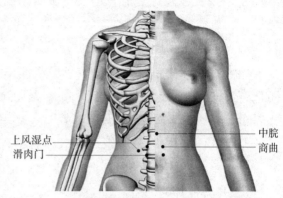

肱骨外上髁炎取穴2

6. 浮针疗法

操作：当痛点处于外上髁偏上方时向肘部进针；当痛点处于偏下方及肱桡肌处时，可从前臂自肘部进针。

注释：浮针疗法最早应用于本痛的治疗，疗效非常满意，一般针之即效，多数经1次治疗可使疼痛消失或基本缓解。笔者曾用本法治疗数例本病患者，一般在3次内而愈。浮针疗法治疗本病痛苦小、见效快、疗效高，值得在临床大力推广用之。

7. 推拿疗法

常用穴位及部位：风池、风府、风门、肩井、天宗、肩外俞等。

主要手法：滚法、按法、揉法、拿法、弹拨法等。

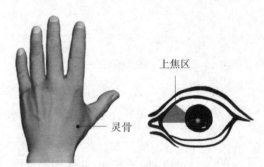

肱骨外上髁炎取穴3

8. 眼针疗法

主穴：上焦区。

配穴：痛在大肠经加大肠区，痛在小肠经加小肠区。

五、按语

本病临床十分常见，但一般治疗效果不佳，西医主要以封闭治疗为主，多数患者不乐意接受本疗法，尚无其他有效之法。针灸治疗本病疗效满意，具有治疗快、无副作用之优势特点。尤其是火针治疗、浮针治疗疗效更加满意，是治疗本病的有效方法，一般1次即可显效，3次之内多数可愈。

本病在中医学称之为肘劳，与慢性劳损有重要关系，所以在治疗期间或经治疗短时间之内应注意减少肘关节活动，避免提重物，防止再度劳伤，否则缠绵难愈或易复发。并同时注意保暖，避免风寒湿邪的侵袭。笔者在临床中曾治疗数例本病患者，均取得满意疗效。

六、临床验案

病例：

徐某，女，51岁，右肘关节外侧疼痛伴屈伸不利2年余。患者因抱孩子渐至右肘关节疼痛，当时痛不甚，经休息后可缓解，未引起注意。后症状渐重，屈伸明显受限，握物无力，影响日常生活，曾多次寻求治疗，口服药物、贴膏药、针灸等治疗，一直未愈。现经他人介绍来诊，检查见：右肘关节外侧疼痛，屈伸不利，压痛明显，并微有肿胀。舌苔薄白，脉沉弦。诊断为肱骨外上髁炎。

治疗：

(1) 火针治疗：首先于痛处点刺火针，隔日1次。共治疗2次。

(2) 毫针疗法：再针健侧的犊鼻、曲池，患侧的灵骨，嘱患者配合患侧的运动。犊鼻、曲池行捻转手法，平补平泻，灵骨用补法，每日1次。并嘱患者在近期减少右侧上臂的活动，共治疗4次痊愈。

第六节 手腕痛

一、概述

手腕痛之症在临床中常见。引起手腕痛的原因主要因劳损和外伤，常见于腕管综合征、桡骨茎突狭窄性腱鞘炎、屈指肌腱腱鞘炎、腕关节扭挫伤、掌指骨关节炎等病。

腕关节因其活动范围大，活动频繁，极易发生劳损，故在临床中常见。针灸疗法对该病有较好的疗效，临床治疗时应根据不同的疾病选择合适的治疗方法。

二、病因病机

病因： 外伤及慢性劳损。

病机： 筋络不通，腕部气血运行不畅。

病位： 腕关节部筋络。手三阴、三阳经脉。

三、临床表现

手腕痛是手腕部病变而引发的一种症状表现。急性损伤在伤后立出现手腕部的疼痛、活动受限。慢性劳损所致的疼痛发病缓慢，症状逐渐加重，在静止时疼痛不甚剧烈，在腕关节活动时引发疼痛，导致功能受限，严重者可有局部的肿胀，并有明显的压痛点。病情长久者可引发鱼际部肌肉萎缩，指关节功能障碍。

四、临床治疗集验

（一）基本治疗

1. 远端对应选穴

（1）当压痛点处于太渊穴周围时，常取用（对侧）太溪穴。

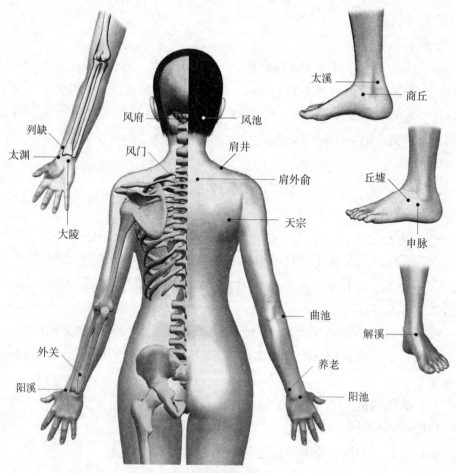

手腕痛取穴1

（2）当压痛点处于养老穴周围时，常取用（对侧）申脉穴。

（3）当压痛点处于阳池穴周围时，常取用（对侧）丘墟穴。

（4）当压痛点处于阳溪穴周围时，常取用（对侧）商丘穴。

（5）当压痛点处于腕部正中周围时，常取用（对侧）解溪穴。

（6）当压痛点处于指关节时，常取用（对侧）四肢穴或五虎一、五虎二（均为董氏穴位）。

注释：《灵枢·终始》篇中言："病在上者下取之，病在下者高取之，病在头者取之足，病在腰中取之腘。"这是针灸治疗远道取穴的重要理论，是针灸处方的一个基本原则，在临床中非常实用。在《素问·阴阳应象大论篇》中言："善用针

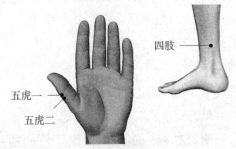

手腕痛取穴2

者，从阴引阳，从阳引阴，以右治左，以左治右。"就是说右侧有病取左侧的穴位治之，左侧有病取右侧的穴位治之，上述取穴所用思想就是根据这两点而用。临床实效强，这种取穴具有用穴少、疗效高、见效快的优势。

2. 局部取穴的运用

处方：阳溪、阳池、太渊、大陵、列缺。

注释：上述诸穴均处于腕关节周围，根据局部的穴位治疗局部的疾病而选用之。在临症时根据患者具体的疼痛点灵活选择用之。刺之有通经活络、舒筋止痛的作用。

（二）其他疗法

1. 刺血疗法

处方：阿是穴及周围的瘀络或肿胀明显部位的怒张静脉。

注释：常规消毒，用一次性刺血针头快速刺入1~3分，同时加拔火罐，使之出血，留罐5~10分钟。

腕部肿胀疼痛，乃为气血阻滞不通，不通则痛，阿是穴刺血，使邪有出路，经脉通畅，疼痛可立愈。在临床中常于毫针远端选穴相互配用。

2. 火针疗法

处方：阿是穴为主，配用阳池、阳溪。

注释：常规消毒，选用中等粗细火针烧至通红后快速点刺3~5针，深度

根据肌肉的厚度而定，一般深
0.05~0.2寸，注意避开血管神经。

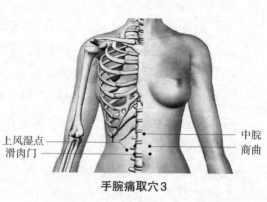

手腕痛取穴3

（图注：上风湿点、滑肉门、中脘、商曲）

3. 浮针疗法

操作：操作时前臂置于桌面
或床面，掌心向上。将针从前臂
内侧部进针，一般常需3次以上的
治疗。浮针疗法对本病的治疗也
十分满意，是治疗本病的一种有
效方法。

4. 腹针疗法

处方：中脘、滑肉门（患侧）、上风湿点（患侧）、商曲（健侧）。

辨证加减：腕部拇指侧疼痛加列缺（患侧）；腕部关节正中疼痛加外关
（患侧）。

5. 推拿疗法

常用穴位及部位：风池、风府、风门、肩井、天宗、肩外俞等。

主要手法：滚法、按法、揉法、摇法、拿法、弹拨法、擦法等。

6. 小针刀疗法

操作疗法：在压痛最明显处用龙胆紫做标记，常规消毒，于标志处进针
刀，刀口线垂直于腕横纹，当针刀有坚韧感时即为所剥离处，先行切开剥
离，再横行剥离，针刀再向深部推进，再横行剥离两下即可，再用同样的方
法于标记下各0.5~1厘米处分别治疗1次，手术完毕。创可贴包扎固定，一般
1~2次即愈，未愈者10日再用同法治疗1次。

小针刀治疗适合于腕管综合征、狭窄性腱鞘炎、屈指肌腱腱鞘炎。

7. 中药熏洗法

方药：伸筋草、透骨草、红花、桂枝、川芎、姜黄、当归各30克。

用法：煎水熏洗患部，每日早晚各1次，每次20~30分钟。

五、按语

手腕痛在临床中十分常见，一般治疗难以获得疗效，特别是腕管综合
征、狭窄性腱鞘炎、屈指肌腱腱鞘炎等，尚无有效的治疗方法，针灸物理疗
法对这类病变的治疗满意，是针灸治疗的优势病种之一。

若是急性外伤损伤，症状严重者，要排除骨折、脱位、肌腱撕裂等情

况。在损伤的早期（24小时内），不宜推拿治疗，宜冷敷，24小时后给予热敷。在治疗期间要减少腕部的活动，必要时可做"护腕"保护，局部要保暖，避免寒冷刺激及腕部过度用力。

笔者治疗本病多是以远端取穴为主、局部取穴为辅的治疗原则（一般先远端取穴，配以患处的活动，再配用局部穴位），再结合火针或浮针治疗。对于怕痛怕针者，以中药外洗配以适当的按摩治疗，均可获得良好疗效。

六、临床验案

病例：

李某，女，32岁。因不慎跌倒引起右腕关节肿痛2天。患者伤后曾给予云南白药涂搽等方法处理，疗效欠佳，故来诊。检查：右腕关节肿胀，轻度瘀血，屈伸活动轻度受限，腕掌横纹（太渊穴）处压痛明显，X线片未见骨折。诊断腕关节扭挫伤。

治疗：

（1）刺血治疗：首先于痛点刺血，加拔罐出血5毫升左右，经刺血治疗1次。

（2）毫针疗法：取左侧的太溪穴，用泻法，针刺得气后，嘱患者逐渐活动其痛处，每隔10分钟行针1次。30分钟起针后，疼痛已明显减轻，并配合浮针治疗1次，经刺血治疗1次，毫针治疗2次，浮针治疗1次，症状基本消失。

第七节 腱鞘囊肿

一、概述

腱鞘囊肿是发生于关节附近，生长于腱鞘内的囊性肿物。囊壁为致密坚韧的纤维结缔组织，囊内为透明胶状黏液，含有透明质酸和蛋白质。最常见于腕关节背部、腕关节桡侧，其次发生于掌指关节和组织的背部以及腘窝等部位。本病与外伤劳损有一定的关系，多见于青壮年，以女性居多。本病属于中医"筋瘤"、"筋结"、"痰核"的范畴。

二、病因病机

病因：外伤、慢性劳损。

病机：筋脉不和，气血运行不畅，筋脉瘀滞。

病位：患处经筋。

三、临床表现

临床主要表现为腕关节、手指背侧或掌面、足及趾的背面、腘窝出现圆形肿块，突出体表，大小不一，小的如黄豆，大者可如核桃般，表面光滑，边界清楚，与皮肤无粘连，推之可活动，触之有囊性感或较硬，压之可有轻微痛感。除局部症状外，一般无全身症状。

四、临床治疗集验

（一）基本治疗

处方：以局部取穴为主结合远端取穴为辅的治疗原则。

注释：本病重在局部用针治疗。先在囊肿的中心部直刺一针，再在周围各刺入一针。针尖均刺向囊正中，以刺破囊壁为度，留针30分钟。针刺时要用较粗的毫针，出针时尽量摇大针孔。出针后并在囊肿正中加灸。同时在远端加用丰隆、阳陵泉，在手腕部者加用外关，在足背者加配解溪。常规针刺法。

以局部肿物周围加灸，能直接破坏囊肿内容物，灸能温通经脉，促进局部代谢，软坚散结。再加用远端穴位可消除发病之因，用丰隆能化痰除湿，阳陵泉为筋会，刺之能缓急柔筋止痛之功用。

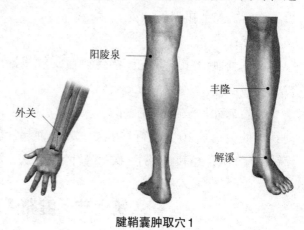

腱鞘囊肿取穴1

（二）其他疗法

1. 火针疗法

操作：常规皮肤消毒，避开血管与肌腱，用粗火针对准囊肿中心先刺一针，要求深达囊肿中心，速进速出，后再在囊肿的四周各刺一针。刺后用消毒干棉球把囊内胶液挤干净，或用火罐拔罐5~10分钟，当拔出黏液后去罐，用消毒干棉球擦净黏液，最后用消毒干棉球加压包扎胶布固定，3日后取下胶布，每周治疗1次，多数在3次内治愈。

注释：本疗法是集火针、刺血疗法相结合所用的一种治疗方法，临床操作简单，治疗时间短，疗效快，并且能得以根治，治后不留疤痕，患者痛苦小，费用低。

2. 推拿疗法

操作方法：将患肢正确固定，首先用拇指将囊肿轻轻按揉片刻，再用拇指用力持续按压，直至挤破囊肿。本法适用于一般囊肿，对于囊肿大而坚硬者，首先将患肢固定，然后用叩诊锤用力迅速而准确地向囊肿敲击，若一次未击破时，可加击一两下。

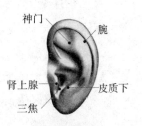

腱鞘囊肿取穴2

3. 耳穴疗法

处方：腕、神门、肾上腺、皮质下、三焦。

方法：用王不留行籽贴压，每日按压3~4次，以按压至耳廓发红为度。

4. 腹针疗法

处方：引气归元（中脘、下脘、气海、关元）、商曲（健侧）、滑肉门（患侧）、上风湿点（患侧）、上风湿外点（患侧）。

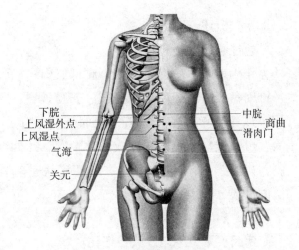

腱鞘囊肿取穴3

操作：每次留针30分钟，10次1个疗程。若腕部拇指侧疼痛加列缺；腕部关节正中疼痛加外关。

5. 浮针疗法

操作：若在手腕部，将前臂置于桌面，囊肿部朝上。从前臂向患部进针。若在足腕部，从足背向腕部进针。

五、按语

本病的治疗在钊灸学中早有记载，《儒门事亲》："以排针十子刺破，按出黄胶脓三两匙，立平，瘤核更不再。"现代仍以此法常用，多采以局部围刺法，治疗时应注意严格消毒，以防感染。笔者在临床中多以挤压或火针为常用，用挤压法或火针治疗易操作，花费少。当治疗后最好局部加压固定，对巩固疗效有很大的作用。在治疗期间及愈后短时间内应注意患部的休息，避免用力，防止复发。若复发后仍可以用相同的方法治疗。

六、临床验案

病例：

高某，女，39岁。患者因腕手背处有一原形突起3个月来诊。其突起如雀卵之大，无疼痛，皮色正常，边缘清楚，活动度好，质稍硬，压之有波动感，按压稍感疼痛。诊断为腱鞘囊肿。治疗：立刻在患处用力按压，速使囊肿挤破，1次而愈。

第八节　急性腰扭伤

一、概述

急性腰扭伤俗称"闪腰岔气"，在古代又称为"梗腰"。本病的发生多因外力作用或腰部用力不协调，腰部肌肉、筋膜、韧带、椎间小关节、关节囊及椎间盘等软组织发生肌撕裂、筋膜破裂、肌疝等急性损伤，好发于下腰部位。以青壮年为多见。若能及时正确治疗，可迅速痊愈。若治疗不当或失治，可致损伤加重而转变成慢性腰痛。针灸治疗本病疗效确切，若能正确针刺，1次治疗多能立见显效，或使症状完全消失，因此针刺疗法是急性腰扭伤的首选方法。

二、病因病机

病因：用力不当、跌仆损伤。

病机：腰部经络不通，气血壅滞。

病位：腰部经筋。主要与膀胱经、督脉关系密切。

三、临床表现

腰部急性损伤发病突然，多由于腰部活动时姿势不正确，用力不当，或用力过度，使肌肉配合不协调，以及跌仆闪挫，使腰部肌肉、韧带受到突然强烈的牵拉而致损伤。表现为伤后立即出现腰痛，疼痛部位多局限固定，疼痛剧烈，活动不同程度受限。腰部不能挺直，或不能俯仰及转侧活动。检查可见腰肌紧张，并有明显压痛点。重者可有肿胀，或能触及条索状硬物。X线检查无阳性表现。

四、临床治疗集验

（一）基本治疗

1. 当病痛点在足太阳膀胱经时

处方：昆仑、束骨、委中、养老、后溪、睛明（临床使用时根据具体情况选用其中一穴即可）。

注释： 本组穴位的取用显而易见，昆仑、束骨、委中、睛明均为经络所行，主治所及之用。养老、后溪乃为同名经所用。

2. 当病痛点在督脉时

处方： 临床常取用人中、后溪、印堂、腰痛穴（在前额的正中央）（临床使用时根据具体情况选用其中一穴即可）。

注释： 这些穴位的临床所用之理易理解，人中、印堂均为督脉之穴，是治疗督脉上疼痛的要穴，在历代有所用。《玉龙歌》云："强痛脊背泻人中，闪挫腰酸亦可攻。" 腰痛穴是经验新穴，其穴也处于督脉上，也是经络所行之用，临床运用疗效显著，是平衡针疗法所用之穴。后溪穴是八脉交会之用，后溪通督脉，本穴不仅对督脉腰痛有效，对足太阳腰痛也是有效之穴。

3. 当病痛点在距脊柱正中0.5寸时（夹脊穴范围区）

处方： 常取用手三里、三间治疗（任选其一即可）。

注释： 这是根据经筋理论而用，手阳明经筋"绕肩胛，挟脊"。在此处所伤乃为手阳明之经筋病。《针灸甲乙经》云："腰痛不得卧，手三里主之。" 三间乃为本经之输穴，"输主体重节痛"。

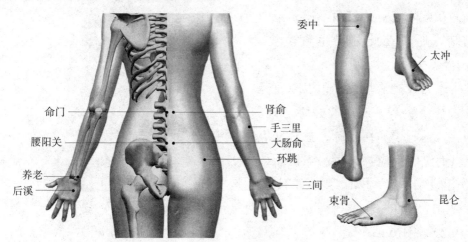

急性腰扭伤取穴1

4. 当病痛点距督脉3寸以外时

处方： 最常取用太冲用之。

注释： 取太冲穴所用有多个方面的作用原理。肝主筋，扭伤则为筋病；在肝经经脉病候中言"是动病，腰痛不可俯仰"；从全息理论看，太冲穴位置正与腰相对应。从以上几个方面来看，选用太冲穴合情合理，临床实用疗效甚佳。也可以取用行间、蠡沟等穴。

（二）其他疗法

1. 刺血疗法

处方： 常取用委中、阿是穴、龈交穴。

注释： 急性腰扭伤刺血疗效甚佳，许多患者仅用刺血治疗即可明显缓解或消除症状，笔者在临床中仅以刺血疗法治愈了数例急性腰扭伤患者。

在患侧的委中周围瘀络点刺，用一次性无菌注射针头快速点刺瘀络，然后加拔火罐，一般留罐5~10分钟。然后再在最痛点的周围点刺1~3下，加拔火罐，留罐10~15分钟。

委中在古代被称为"血郄"，最适合刺络，《四总穴》中言"腰背委中求"。《肘后歌》中云："跌仆损伤破伤风，先于痛处下针攻。"委中舒经络之瘀，阿是穴可除病处之瘀，由此所用，使瘀去经脉通。

龈交穴属督脉之穴，是督脉最后一个穴位，下与任脉相通，为两经交接之处，位居枢纽，经脉气血最易在此处受阻，瘀而不通，聚而成结，所以在此处易生赘生物。《内经》中言"菀陈则除之"。用无菌手术刀片挑治龈交穴，以疏通经气，祛瘀生新，而达通经络之效。龈交穴适宜于病在督脉，并有反应点（有结节反应物）者。当挑断或脱离龈交线，用消毒棉球按压即可。

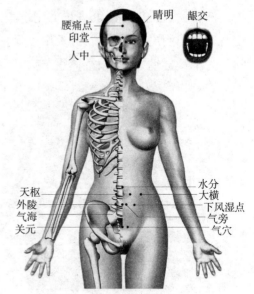

急性腰扭伤取穴2

2. 浮针疗法

操作： 多在扭伤的同侧横刺，进针点选择在痛点外或内侧，在不影响腰部活动的情况下，可从上向下进针；若两侧均有痛点，两侧同时分别治疗；棘上或棘间压痛，脊柱两侧均可进针，一般选择引起腰痛的一侧；当痛点较多时，应先治疗最痛点，经治疗后，若还有压痛点，可继续逐点治疗。

注释： 浮针治疗本病疗效满意，如果正确操作，多数能够立见奇效。

3. 腹针疗法

处方：水分、气海、关元、天枢（双侧）、大横（患侧）、外陵（患侧）、下风湿点（患侧）、气穴（健侧）、气旁（健侧）。每日1次，每次留针30分钟。

4. 耳针疗法

处方：腰痛点、腰椎、骶椎、神门、皮质下。毫针刺法或压籽法。

5. 推拿疗法

常用穴位及部位：肾俞、命门、腰阳关、大肠俞、环跳、委中以及腰臀部等。

主要手法：滚法、按法、揉法、点压法、弹拨法、擦法等。

6. 眼针疗法

处方：膀胱区、肾区。

配穴：伴下肢牵涉痛者加下焦区。

7. 天灸疗法

操作方法：取相应的药物，在肾俞、大肠俞、腰阳关、委中贴敷，根据所用的药物决定贴敷时间。

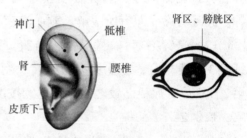

急性腰扭伤取穴3

五、按语

针灸治疗急性腰扭伤是一种非常有效的方法。在治疗时若能正确地辨证，合理地组方，手法得当，一般1次即可见到显效甚或能使临床症状完全消失。笔者治疗本病主要以毫针疗法结合刺血拔罐法为主法。

当扭伤后的早期（在伤后24小时）不可热敷，此时可以适当冷敷，当24小时后可予以热敷，以助消散。受伤后要适当限制扭伤部位的活动，避免加重损伤，治疗恢复的早期（前1周）注意减少腰部的负重和腰部剧烈运动。若用推拿治疗时，应注意操作方法，特别是扭伤的早期，局部充血水肿明显，若在局部过度地用力推拿，则可加重局部的水肿充血现象，因此一定要掌握好操作力度，以免加重损伤。在治疗时还应注意腰部其他病变而引发的急性腰扭伤，如脊椎结核、肿瘤等病变，在治疗时要注意鉴别，特别在行推拿治疗时，更加注意，以防发生意外。

针灸疗法施术安全，痛苦轻微，为有益无害的一种有效疗法，治疗本病既见效快又取穴少。但是在治疗时必须运用中医辨证论治的法则，才能获得预期的效果。通过长期大量的治疗病案来看，用针灸治疗本病值得大力提倡和推广。

六、临床验案

病例1：

史某，女，41岁。在晨起搬动花盆时不慎扭伤腰部，即感腰部疼痛，下午疼痛更加严重，感觉腰痛不能活动，弯腰不能，上床困难，十分痛苦。检查：于第3、第4腰棘突右旁开2寸左右压痛明显，直腿抬高试验60°，"4"字征（−）。舌黯红，苔薄黄，脉弦。

诊断： 急性腰扭伤。

治疗：

（1）刺血治疗：首先在委中、阿是穴行刺血疗法，并加拔火罐5~10分钟。起罐后疼痛即有所缓解。刺血治疗1次。

（2）毫针治疗：再针后溪、昆仑，当针刺得气后嘱患者逐渐活动患处，针刺3分钟左右，疼痛又有所好转，留针20分钟，起针后疼痛已明显缓解。第2日复诊时症状已较轻微，再继续按上方治疗1次，症状基本消失。

病例2：

耿某，男，36岁。患者在工地劳动时不慎扭伤腰部，致腰痛难忍。查体：腰部活动明显受限，不能直伸，尤其不能前俯后仰，第2~第4腰椎两侧明显压痛，以右侧为重。舌质淡，苔薄白，脉沉细。诊为急性腰扭伤。

治疗： 先取肾俞、气海俞，轻刺不留针。后针刺水沟、后溪，行强刺激手法，针刺得气后一边行针，一边让患者活动腰部，症状缓解后留针20分钟。共治疗2次而愈。

第九节　腰痛

一、概述

腰痛又称"腰脊痛"，是以自觉腰部疼痛为主症的病症。许多病因能引起腰痛，病因非常复杂，常见于西医学中的脊柱关节病变：如风湿性脊椎炎、风湿性骶髂关节炎、增生性脊椎炎；脊椎附近的肌肉、肌腱、筋膜疾患：如腰肌纤维肌炎、腰部软组织损伤、肌肉风湿等。中医学认为本病的发生主要与感受外邪、跌仆损伤和劳欲过度等因素有关。针灸治疗本病有较好的疗效，但主要针对寒湿劳损、肾虚腰痛类疾患，相当于现代医学中的腰扭伤、腰肌劳损等疾病。

二、病因病机

病因：外邪侵袭，跌仆损伤、劳欲太过。

病机：经络痹阻，气血不畅；肾精亏虚，腰府失养。

病位：腰部筋脉。与肾、足太阳、督脉关系密切。

三、临床表现

本病主要表现为腰部程度不等、性质不同的疼痛，因病因复杂多样，临床具体表现不同。脊柱病变引起的腰痛，主要以腰骶部位为重，有时可向下放射，弯腰等活动受限明显；腰肌劳损多为持续性酸痛；腰肌纤维肌炎多为休息后缓解，再休息加重，活动减轻，劳累后又加重的变化。

若以疼痛部位来看，疼痛在腰肌正中为督脉病症；疼痛部位在腰肌两侧，则为足太阳经病症。

临床常结合相关的实验室及放射性检查，可做X线、CT、MRI、抗O、血沉及妇科相关检查，有助于本病的诊断。

四、临床治疗集验

（一）基本治疗

处方：委中、肾俞、大肠俞、阿是穴。

配穴：寒湿腰痛配腰阳关、阴陵泉；瘀血腰痛配膈俞、次髎；肾虚腰痛配复溜、太溪；病在督脉配人中、后溪；病在足太阳配束骨、昆仑；腰椎病变配腰夹脊。

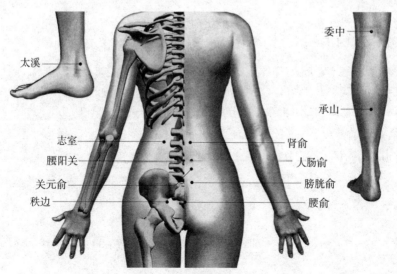

腰痛取穴1

注释： 委中是足太阳经两分支在腘窝的会合点，"腰背委中求"，可疏调腰背部经脉之气血，活络止痛；腰为肾之府，取肾俞可壮腰益肾，祛除寒湿；大肠俞、阿是穴可疏通局部经络及经筋之气血，通经止痛。

诸穴均常规刺，寒湿腰痛和瘀血腰痛可于局部拔罐或刺络拔罐，肾虚腰痛可在肾俞加用灸法。

（二）其他疗法

1. 刺血疗法

处方： 委中、腰俞、腰阳关、阿是穴。

注释： 委中穴周围找瘀络点刺放血，阿是穴为腰部最痛点，与腰俞、腰阳关一起运用，点刺放血后加拔火罐 10~15 分钟。隔日 1 次，出血量根据年龄、体质、病情的轻重决定，5 次为 1 个疗程。

2. 火针疗法

处方： 肾俞、委中、阿是穴。

配穴： 寒湿腰痛配腰阳关、三焦俞；瘀血腰痛配膈俞、血海；肾虚腰痛配命门、关元俞。

注释： 选用中粗火针，根据针刺部位决定针刺深度。急性疼痛隔日 1 次，慢性疼痛每 3~5 日治疗 1 次。阿是穴、委中可同时点刺出血。

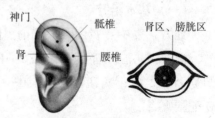

腰痛取穴 2

3. 耳针疗法

处方： 患侧的腰骶椎、肾、神门。

注释： 取患侧耳穴，毫针刺并用运动针法；或用揿针埋藏，或用王不留行籽贴压。

4. 腹针疗法

处方： 引气归元（中脘、下脘、关元、气海）、气旁、水分、水道、归来。

用法： 每日治疗 1 次，每次留针 30 分钟，10 次为 1 个疗程。

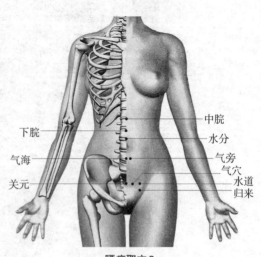

腰痛取穴 3

5. 推拿疗法

处方：肾俞、腰阳关、大肠俞、关元俞、膀胱俞、秩边、委中、承山以及腰臀部。

6. 浮针疗法

操作方法：常从痛点上或左、右进针，多选择脊柱同侧，痛点较多时可逐个治疗。

注释：浮针对本病疗效满意，有些患者则有针入痛消之效，有明显压痛点者疗效佳，无明确压痛点时疗效稍差。

7. 皮肤针疗法

操作方法：选择腰部疼痛部位，用梅花针扣刺出血，并加拔火罐。最适用于寒湿腰痛和瘀血腰痛。

8. 电针疗法

操作方法：按针灸处方取穴，在针刺得气后的基础上接电针仪，用连续波中强度刺激20~30分钟。

9. 眼针疗法

处方：膀胱区、肾区。

配穴：湿困者加脾区，气滞血瘀加肝区。

10. 埋线疗法

处方：

（1）局部取穴：患侧的腰夹脊穴（第3腰椎至第5腰椎），肾俞、大肠俞、阿是点。

（2）远端取穴：委中、承筋、承山、太溪。

五、按语

针灸治疗腰痛的疗效与引起腰痛的原因密切相关，病因不同，疗效差异极大。肌肉风湿和腰肌劳损疗效最好；腰椎病变和椎间盘突出引起的腰痛，能够明显地缓解或有效的消除症状；韧带撕裂引起者疗效不佳；对盆腔疾患、肾脏疾患、脊柱结核、肿瘤及内脏引起的腰痛要以治疗原发病为主。对于顽固性的腰痛多几种方法并用，尤其是刺血疗法、毫针疗法、火针疗法、推拿疗法、浮针疗法用之较多，联合运用可明显提高临床治疗效果。

发生腰痛后，积极查找病痛之根源，针对发病之因对症治疗。当发生病变后，在日常生活和工作中，注意姿势正确，尽可能变换体位，勿使过度疲劳，宜睡硬板床。对于腰椎间盘突出引起的腰痛可配用宽腰带，对于寒湿腰痛可加用热敷、熏洗等治疗。平时宜加强腰背肌肉锻炼，注意局部保暖，防潮防寒，避免劳欲太过，节制房事。

针灸治疗绿色环保，适应证广、疗效高、作用快等优势，是目前治疗本病行之有效的方法，可作为首选治疗，值得临床推广运用。

六、临床验案

病例：

刘某，女，53岁，腰痛反复发作4年余。患者因劳累后出现腰痛，经休息后不能缓解，故到某院就诊，行CT检查，诊断为腰椎退行性变，经治疗始终未愈，反反复复发作，时轻时重，阴雨天时症状明显加重。检查：第4腰椎、第5腰椎压痛明显，直腿抬高试验阳性。舌淡，苔白，脉细。诊断：腰痛（腰椎退行性病变）。

治疗：

（1）刺血治疗

处方：委中、阿是穴。

经点刺出血后加拔火罐，每3日治疗1次，共治疗3次。

（2）火针治疗

处方：肾俞、大肠俞、志室、第2腰椎至第5腰椎的夹脊。每隔2日治疗1次，共治疗5次。

（3）腹针疗法

处方：引气归元（中脘、下脘、关元、气海）、水分、气穴。

每日治疗1次，每次留针30分钟。共治疗10次。

用以上几种方法治疗症状消失，经随访1年，未再有明显腰痛症状。

第十节 强直性脊柱炎

一、概述

本病因脊柱受累而变为强直、畸形，故称为强直性脊柱炎，在过去又被称为类风湿性脊柱炎。本病是一种血清反应阴性，病因不明的关节病变。多发于男性，男女发病率之比为8∶1，以15~35岁为主要高发年龄。最早发病部位在骶髂关节，由此而上髋关节、椎间关节、胸椎关节、颈椎关节，由下向上逐渐侵犯性发展，以脊柱受累最为严重。轻者表现为脊柱疼痛，活动受限，严重者可失去活动能力。

本病属于中医"骨痹"之范畴。目前尚无特效疗法治疗本病，针灸可缓解疼痛，减轻炎症和僵硬，防止畸形的发生或减缓畸形的发展。在临床治疗时多几种方法相互并用，可有效地提高治疗效果。

二、病因病机

病因：素体虚弱，风寒湿邪侵袭，劳损过度。

病机：经络、筋骨、关节痹阻不通或失养。

病位：腰背骨节。主要与督脉有关。

三、临床表现

本病多发于15~35岁男性。主要表现为脊柱疼痛，活动受限，逐渐发展脊柱可发生后凸畸形，失去活动能力。病程较为缓慢，发作与缓解交替进行。初期症状轻微，往往易被忽视。疾病主要部位在脊柱，自骶髂关节由下而上出现腰椎、胸椎和颈椎症状，病初患者偶有腰背部、骶部和臀部疼痛、发僵。经过数月或数年发展，可出现持续性腰、胸或颈部疼痛，常在半夜痛醒并有翻身困难。随着病情的发展，胸椎关节则会累及，出现呼吸不畅或束带状胸痛，病变波及颈椎则颈部活动受限，最后整个脊柱都可能僵直，有的合并严重的驼背畸形，出现相应症状表现。

X线片可见关节面模糊不清，关节附近骨质疏松，前后纵韧带及其他脊间韧带出现钙化或骨化，使脊柱呈"竹节样"改变。

血液检查，血沉可增快，抗"O"部分升高，类风湿因子实验多为阴性，可见白细胞增多。

四、临床治疗集验

（一）基本治疗

处方：病变部位夹脊

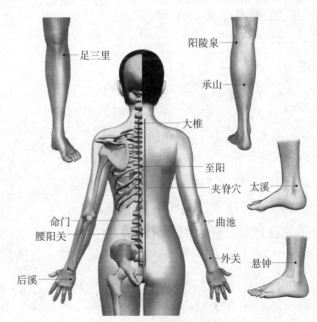

强直性脊柱炎取穴1

穴、大椎、至阳、命门、腰阳关、足三里、后溪、人中。

配穴：寒湿痹痛配阴陵泉、风府；湿热痹痛配曲池、阳陵泉、丰隆；肾气亏虚配太溪、肾俞、关元俞。

注释：根据疾病发展阶段选择相应的夹脊穴，夹脊穴紧靠腰椎，是治疗椎关节病变有效而安全的穴位，具有通络止痛的功效。大椎、至阳、命门、腰阳关均为督脉之穴，督脉为阳脉之海，总督诸阳经，用之有通督散寒、祛瘀止痛功效，本病位主要在督脉，故取以上诸穴用之。足三里以调后天气血生化之源，有扶正祛邪之功。人中是督脉之穴，历代调节督脉病变要穴，《通玄指要赋》中言"人中除脊膂之强痛"。《玉龙歌》说"脊背强痛泻人中"。临床所言不虚。后溪是八脉交会穴之一，能疏调督脉经络气血，舒筋通络止痛。

（二）其他疗法

1. 刺血疗法

处方：大椎至长强，夹脊穴连线，阿是穴。

方法：大椎至长强和夹脊穴连线用梅花针叩刺，先叩刺督脉，再叩刺两侧华佗夹脊线，各线均由上至下，中等刺激强度，使全线均匀潮红。阿是穴为疼痛最明显的部位，每次选3~6穴，用一次性刺血针头点刺出血，加拔火罐，留罐10~20分钟，每周2~3次，10次为1个疗程。

2. 火针疗法

处方：大椎、至阳、命门、腰阳关、阿是穴。

方法：穴位常规消毒，选择细火针自上而下点刺，每穴点刺1~3下，常规刺法，每3日1次，10次为1个疗程。

3. 小针刀疗法

操作方法：患者俯卧位，在畸形的最高点脊柱顶线旁开1.5厘米，亦即两个椎体上下横突之间，选两个进针刀点龙胆紫做标记，常规消毒，铺洞巾，小针刀先和人体纵轴平行进针，深度达横突表面时，调

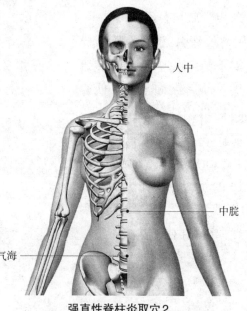

人中

中脘

气海

强直性脊柱炎取穴2

转刀锋，使刀口线与横突平行，约和脊柱下段成75°角切开横突间肌和横突间韧带，操作时密切观察患者的感觉，如是酸胀感为正常，若有麻木触电感为异常，立即移动刀锋1~2毫米继续手术，直至针刀下有切开松动感时出针。压迫针孔片刻不出血为止。创可贴封闭刀口。根据治疗情况可隔2~3天再行第2次。

4. 长蛇灸疗法

处方： 大椎至腰俞。

方法： 可用特殊药物（一般多常用麝香粉、斑蝥粉、丁香粉、肉桂粉等药物按一定比例搭配），用大蒜或鲜老姜，捣烂如泥，备用。操作时，涂上蒜汁，再在督脉正中线撒上适量的药粉，粉上再铺上蒜泥或姜泥，其上铺适量的艾绒。然后，点燃艾绒头、身、尾3点，让其自然烧灼。燃尽后，再铺上艾绒复灸。灸毕，去掉所灸物。

注释： 长蛇灸又称铺灸、蒜泥铺灸，是民间的一种特殊灸疗方法。取穴多用大椎至腰俞间督脉段，是灸疗中施灸范围最大、一次灸疗时间最长的灸法。当灸后皮肤可出现深色潮红，让其自然出水疱，至第3日后，用消毒针具处理，覆盖一层消毒纱布。隔日1次消毒处理，直至结痂脱落愈合。灸后注意避风寒、禁食生冷辛辣、肥甘厚味。一般1个月治疗1次。

5. 浮针疗法

方法： 患者俯卧位，从脊柱一侧或两侧向脊柱方向平刺，常需多针同时针刺，一般需多次反复治疗。

本疗法对即时止痛效果满意，对远期疗效欠佳，对畸形无改善。

6. 中药外敷疗法

方药： 艾叶200克，苍术、桑寄生、白芍、透骨草、威灵仙、狗脊各100克。

加减： 寒湿痹痛加川乌、草乌、海桐皮、海风藤各50克；湿热痹加忍冬藤、络石藤、黄柏各100克。

用法： 将上药打碎成粗末，装入布袋中，加入适量水文火煎煮30分钟，趁热将药袋敷于患处，每处敷药20~30分钟，每日1次，根据季节，每剂药可用2~4天。

五、按语

强直性脊柱炎是一种慢性炎性疾病，病程漫长，反复发作，致残率高，给患者身心造成了极大的痛苦。目前对本病的治疗尚缺乏根治方法，临床常需要多种方法相互并用。以上方法的治疗能有效地控制炎症，减轻或有效地缓解症状，维持正常姿势和防止畸形的发生。

本病治疗越早效果越好，早期发现早期正确的治疗，可有效地控制或延缓病情发展。若病程长，疼痛消失，脊柱完全强直，畸形明显，用上述方法效不佳。

由于本病病程漫长，患者易失去治疗信心，所以与患者积极沟通，取得患者的信任与配合非常重要。让患者保持乐观的心态，消除紧张、抑郁、恐惧及消极的心理。戒烟酒，按时作息，坚持适当的功能锻炼，增强体质，防止畸形。

六、临床验案

病例：

杨某，男，28岁。患者腰骶部疼痛、僵硬、活动受限2年余，症状时轻时重，曾多次治疗，疗效不显，后在某省级医院确诊为强直性脊柱炎。X线片示：脊柱呈"竹节"样改变。实验室检查：血沉85毫米/小时，抗"O"滴数不变，类风湿因子阴性。诊断为：强直性脊柱炎。

治疗：

（1）长蛇灸疗法。每1个月治疗1次，共治疗3次。

（2）火针治疗：

处方：大椎、至阳、腰阳关病变部位夹脊。每3~5日治疗1次。共治疗15次。

（3）毫针治疗

处方：中脘（加灸）、气海（加灸）、人中、后溪、太溪、足三里、阳陵泉、曲池、外关、悬钟。隔日治疗1次。共治疗25次。

以上述治疗方案进行综合处理，症状消失，经随访3年，无其他不适，正常生活工作。

第十一节　尾骶痛

一、概述

尾骶部是指上接腰部，下联臀部的部位。尾骶痛是指尾骶部位因某种原因引起尾骶部位的疼痛，发病原因主要有外伤、骶椎发育异常、感染、腰骶关节疾患等众多因素。临床上常见的尾骶痛的疾病有骶髂关节的扭伤、腰骶椎先天性变异、腰骶部强直性脊柱炎、骶髂关节炎、尾椎部急慢性软组织损伤等。

尾骶痛在临床中并不少见，但缺乏有效的治疗手段，针灸是较为理想的选择，在临证时，应据患者的具体病情，选择合适的治疗方法。

二、病因病机

病因： 跌仆损伤、外邪侵袭、劳损。

病机： 经络痹阻，气血不畅。

病位： 腰骶部筋骨。主要病变在督脉和足太阳经脉。

三、临床表现

本病主要症状表现为骶尾部不同程度的疼痛，可有剧痛、钝痛或持续性疼痛，有时也可向腰部、臀部、骶骨部，甚至沿大腿后部放射。严重者尾部疼痛不敢端坐，或在大便时尾部疼痛症状加重。

有时需行 X 线片、CT 等相关检查来明确诊断，所以在临症时要根据患者的具体病史、疼痛特点及相关的检查来确诊。

四、临床治疗集验

（一）基本治疗

1. 远端选穴

处方： 昆仑、鱼际、心门、肺心。

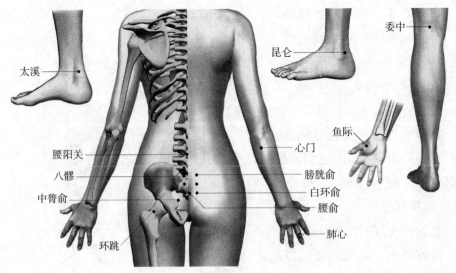

尾骶痛取穴 1

注释： 以上四穴均远离病患处，是远端选穴之用，临床治疗时可据患者的具体病情选择合适的穴位。

昆仑治疗尾骶部痛有确实的临床疗效，笔者用本穴曾治疗多例相关病案，疗效满意。主要原理是经络所行主治所及之病，无论经脉循行、经筋循行、经别循行均与之相关。在经脉循行中言"从腘中，下挟脊、贯臀，入腘中"。鱼际穴治疗尾骶痛历代针灸文献资料中有相关记载，《针灸甲乙经》、《针灸大成》、《铜人腧穴针灸图经》等均有所用。

心门、肺心是董氏穴位，心门穴在尺骨鹰嘴突起之上端，本穴适宜于疼痛部位在尾骶尖端部位处者，当疼痛在尾骶尖端以上部位时取用肺心穴疗效好，肺心穴处于中指背第二节中线上。

2. 局部选穴

处方： 阿是穴。

解释： 当痛点较为局限，多为经筋病，宜在患处痛点针刺治疗。部分患者有非常局限的压痛点，此时最适合局部用穴，可行局部刺血、火针、灸法及围刺等治疗方法，疗效显著。

（二）其他疗法

1. 刺血疗法

处方： 委中、腰俞、阿是穴。

注释： 委中以瘀络刺血为主，腰俞、阿是穴刺血加拔火罐5~10分钟。腰俞为督脉之穴，其穴位于腰骶部，用之能调理督脉之阳气，又能疏通局部气血。委中为足太阳膀胱经之合穴，是治疗腰背痛之常用穴，《四总穴》中言"腰背委中求"。临床可据患者具体病情选用，多与其他方法合用。

2. 火针疗法

处方： 阿是穴。

注释： 以中粗火针速刺法，点刺不留针，深度一般在0.3~0.5寸。用火针在阿是穴点刺，则能温煦腰部，通经散寒，舒筋活络。

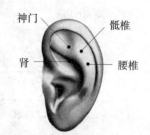

尾骶痛取穴2

3. 耳针疗法

处方： 患侧的腰椎、骶椎、肾、神门等穴。

操作： 穴位常规消毒，以毫针对准穴位快速刺入，深度1分左右，约至软骨组织，以不刺透对侧皮肤为度，捻转数秒钟后，留针20~30分钟，每日或隔日治疗1次。

4. 浮针疗法

操作： 多从腰骶部向尾骨部进针；如骶尾部肿胀、瘀血明显，最好从臀部向尾骨部进针（从臀部进针时因臀部与尾骨皮肤移行，形成皱褶，影响疗效，所以一般不选用，当尾骶部肿胀、瘀血难以进针可选择臀部进针）。

5. 推拿疗法

处方： 腰阳关、腰俞、八髎、膀胱俞、中膂俞、白环俞、环跳、委中以及腰臀和下肢后外侧。

五、按语

尾骶痛是多种疾病的一个症状表现，可见于许多疾病中，如腰骶椎先天性变异、腰骶部强直性脊柱炎、骶髂关节扭伤、骶髂关节炎、尾椎退行性变、盆腔炎症及肿瘤等疾病。故在临症治疗时应当明确诊断疾病，对于盆腔炎症、肿瘤等引起者及马尾综合征等病需治疗原发病，否则疗效欠佳。

多数尾骶痛患者来诊时病程已较长，一般多是运用了其他治疗方法无效后选择针灸治疗，若能诊断明确，针灸疗效理想。在针刺治疗时若配合相关疗法，可有效地提高治疗效果。

六、临床验案

病例：

谢某，女，28岁。患者腰骶部酸痛3个月余。患者产后1周渐出现腰骶部酸痛，症状逐渐加重，曾用按摩、热敷、膏药等方法治疗，效不显。于某院CT检查，结果显示：骶1隐性脊柱裂。现感腰骶部酸痛，尤以起坐时明显，或久坐后症状更为突出，难以顺利站起。查体：脊柱无侧弯，腰椎生理曲度存在，腰5~骶1之间压痛明显，直腿抬高试验阴性。诊断：隐性脊柱裂。

治疗：

（1）毫针疗法

处方： 昆仑、心门穴、太溪。

针刺得气后让患者逐渐活动患处，每日1次，共治疗7次。

（2）浮针疗法：从左侧向腰5~骶1间压痛点横刺，针后压痛消失，腰部活动好转。共治疗2次。

经用上方案处理，浮针治疗2次，毫针治疗7次而愈。随访3个月正常。

第十二节　坐骨神经痛

一、概述

坐骨神经系由腰4~骶3神经干所组成，是全身最大、最长的一条神经，它从梨状肌下孔出骨盆，至臀大肌深面，在坐骨结节和股骨大转子之间下行至大腿后面，沿途分支到大腿后肌群。沿坐骨神经通路及其分布区内的疼痛称为坐骨神经痛，是临床常见的一个综合征。引起坐骨神经痛的发病原因很多，根据病因不同可分为原发性和继发性两大类，前者即坐骨神经炎，是由机体其他部位的感染累及坐骨神经而致，发病较少；后者是由坐骨神经的邻近组织病变影响而引起，临床甚为常见，这一类病变通常又分为根性坐骨神经痛和干性坐骨神经痛两种，以根性坐骨神经痛多见。

坐骨神经痛属中医学"坐臀风"、"腿股风"、"腰腿痛"、"痹证"等范畴。本病治疗方法甚多，但较为满意的疗法不多，是针灸疗法的适应证，针灸治疗效果良好，只要辨证准，组方精，取穴对，手法得当，治疗及时，一般皆可获良效。

二、病因病机

病因：感受风寒湿邪或湿热下注，跌仆闪挫。

病机：经络不通，气血瘀滞。

病位：下肢筋脉。主要在足太阳、足少阳经。

三、临床表现

本病以腰部或臀部、大腿后侧、小腿后外侧及足外侧出现放射性、电击样、烧灼样疼痛为主症。通常分为根性坐骨神经痛和干性坐骨神经痛两种，临床以根性坐骨神经痛多见。

根性坐骨神经痛的病位在椎管内脊神经根处，常继发于腰椎管的狭窄、腰椎间盘突出症、脊柱炎、脊柱裂（结核）等。干性坐骨神经痛的病变部位在椎管外沿坐骨神经分布区，常见于髋关节炎、骶髂关节炎、臀部损伤、盆腔炎及肿物、梨状肌综合征等病。

针灸分型主要根据疼痛放射线，沿下肢大腿及小腿后缘疼痛一直放射到足踝、足背、足趾，是足太阳经型。这一型多为干性坐骨神经痛，针灸疗效多较满意。沿大腿后缘以及小腿的外侧疼痛一直放射到足踝、足背、足趾，为足少阳经型，这一型多为根性坐骨神经痛，针灸治疗多较缓慢，疗效不如干性神经痛。

坐骨神经痛诊断不难，治疗时最好查明原因，才能有针对性的治疗，如因肿瘤、结核等引起者应治疗原发病，避免误诊误治。必要时可做X线片、B超、CT、MRI、脊髓造影等检查。

四、临床治疗集验

（一）基本治疗

1. 根据病性取穴

（1）气血不足型坐骨神经痛

处方： 灵骨、大白加相应的牵引针。

注释： 灵骨、大白是董氏穴位，一般两穴合用成为倒马针法。其功效主要是温阳补气的作用，凡是气血虚弱患者均可取用，主治范围甚广，纵横三焦，气通五脏，为董氏奇穴第一

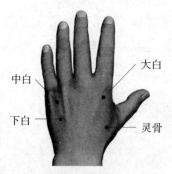

坐骨神经痛取穴1

大穴组。所以当气血不足型坐骨神经痛，首选本穴组，是有效的对症治疗。然后再加用患侧的牵引穴，牵引穴所常用的是患病之经脉的输穴。若病在足太阳经时常取用本经脉的输穴束骨为牵引针；当病在足少阳胆经时常取用的是本经输穴足临泣为牵引针。

操作方法： 灵骨、大白取用健侧穴位，称为治疗针，灵骨要深刺，一般要透达重仙穴，大白针刺0.5寸左右。牵引针取用的是患侧穴位，常规刺。先针刺健侧的治疗针，当针刺得气后嘱患者配合活动患肢，再加刺牵引针，得气后，同时行针以牵引其气。

（2）太阳经型坐骨神经痛

处方： 后溪、腕骨，配用束骨。

后溪、腕骨一起运用也是倒马针法，运用原理是同名经同气相求之用。两穴处于太阳经循行线上，其病在足太阳，根据下病上取之。这一型病变也可取用董氏奇穴的花骨三和花骨四穴。

操作方法： 后溪、腕骨为治疗针，取用的是健侧穴位，束骨取用的是患侧穴位，为牵引针，具体运用同上。

（3）少阳经型坐骨神经痛

处方： 支沟、外关配用足临泣。

注释：支沟、外关均为手少阳三焦经之穴，两穴一起用也是倒马针法的运用。取用原理也是根据同名经同气相求之用，取用足临泣也是牵引针。本型病变的治疗针也可取用董氏奇穴的中白、下白。

操作方法：支沟、外关取用的是健侧穴位，为治疗针，足临泣为牵引针，取用的是患侧穴位，运用方法同上。

配穴：因腰椎病变所引发的坐骨神经痛可加配上三黄、腰夹脊；若伴有腰骶部疼痛配用大肠俞、肾俞、腰阳关；气滞血瘀者配膈俞、血海；气血不足者配足三里、气海；病在少阳、太阳两经者配环跳、秩边。

2. 循经取穴

足太阳经型：环跳、阳陵泉、秩边、承扶、殷门、委中、承山、昆仑、束骨。

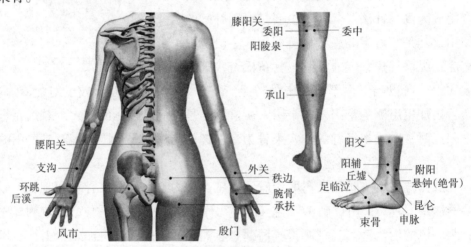

坐骨神经痛取穴2

足少阳经型：环跳、阳陵泉、风市、膝阳关、阳辅、悬钟、足临泣。

注释：坐骨神经痛有沿足太阳经、足少阳经放射疼痛两种情况，故循经取足太阳经穴和足少阳经穴以疏导两经痹阻不通之气血，达到"通则不痛"的治疗目的。环跳为两经之交会，一穴通两经。阳陵泉乃八会之筋会，舒筋通络止痛，故可通用。

（二）其他疗法

1. 刺血疗法

足太阳经型：委中、附阳、昆仑、申脉、循行处瘀络。

足少阳经型：环跳、风市、阳陵泉、阳交、悬钟、丘墟、循行处瘀络。

注释：其病无论在足太阳还是足少阳经脉，均可在委中部位点刺放血，根据"腰背委中求"之用。病变经脉相关穴位所用，则能疏通经络，流畅血行，祛除瘀滞，使经络达到"通则不痛"的目的。

2. 火针疗法

处方：

足太阳经型：秩边、殷门、委中、委阳、承山、昆仑。

足少阳经型：环跳、风市、阳陵泉、悬钟。

方法：选用中等粗细火针，常规火针刺，速刺速出，不留针。针刺时避开大血管。

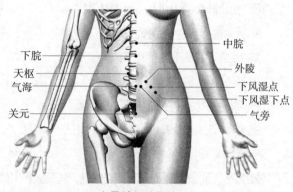

下脘　天枢　气海　关元　中脘　外陵　下风湿点　下风湿下点　气旁

坐骨神经痛取穴3

隔日1次，10次为1个疗程。若不愈者，隔1周行第2个疗程的治疗。

3. 腹针疗法

处方：引气归元（中脘、下脘、气海、关元）、天枢（双侧）、气旁（健侧，气海旁开0.5寸）、外陵（患侧）、下风湿点（患侧，外陵穴下0.5寸，外0.5寸）、下风湿下点（患侧，下风湿点下0.5寸，外0.5寸）每次留针30分钟，10次为1个疗程。

4. 浮针疗法

操作方法：一般从踝关节的上方10厘米左右，沿坐骨神经疼痛路线向上针刺；足踝部症状明显时，可从小腿部向下进针；必要时两个方向需同时进行。进针后不停进行"扫散"，同时左手沿针刺方向抚抹，导气上行或下行。有时需分段治疗。当腰臀部疼痛多向正中线平刺。

5. 眼针疗法

处方：膀胱区、下焦区，均患侧。

配穴：根性坐骨神经痛加肾区。

6. 电针疗法

处方：根性病变取：腰4~腰5夹脊、阳陵泉、委中。

干性病变取：秩边、环跳、阳陵泉、委中。

方法：针刺得气后接通电针仪，用密波或疏密波，刺激量由中度逐渐到强。

7. 耳针疗法

处方：坐骨神经、腰椎、骶椎、肝、肾。

方法：每次可选3~4穴，中强度刺激，留针2~4小时，每日1次。

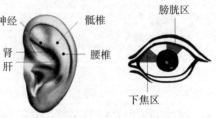

坐骨神经痛取穴4

8. 推拿疗法

常用穴位及部位：环跳、秩边、承扶、殷门、委中、阳陵泉、足三里、承筋、承山、昆仑，以及下腰骶部、臀部、足太阳膀胱经臀以下部。

主要手法：滚法、点压法、擦法、搓法。

9. 埋线疗法

处方：环跳、阿是穴（根据患者症状配以膀胱经穴或胆经穴位）。原发性以循经取穴为主，继发性以病变部位为主。白天疼痛严重者加申脉，晚上疼痛严重者加照海、三阴交。

五、按语

针灸治疗坐骨神经痛效果显著，但必须正确地辨证，分清病在何经，辨明虚实两证，这是取得疗效的关键。只要辨证准确、取穴合理、手法得当、治疗及时，一般均可获良效。本病产生之因多为风寒、湿邪所致，所以在针刺治疗时常加用灸法，对于瘀血严重者，常配合刺血疗法。

针刺治疗坐骨神经痛，多以健侧取穴为主，这为古法中的"缪刺"法。在《素问·缪刺论》载曰："夫邪客于大络者，左注右，右注左，上下左右，与经相干，而布于四末，其气无常处，不入于经俞，命曰缪刺。"可见这一刺法是在长期实践基础上发展而来。本病用缪刺法疗效甚佳。在施治时要注意以下几个方面，才能达到标本兼治，有的放矢，较快地达到治疗目的。①急性期应卧床休息，若因椎间盘突出者须卧硬板床2~4周，腰部宜束宽腰带。②在治疗期间应注意腰腿部保暖防寒。③不同类型的坐骨神经痛疗程和预后有所不同，所以要明确诊断，以能针对性地治疗。④若因结核、肿瘤等疾病引起者，应积极治疗原发病。

六、临床验案

病例：

陈某，男，48岁。腰臀部及左大腿外侧胀痛2个月。患者于2个月前因过度劳累后出现腰臀部胀痛，劳累后症状加重，症状逐渐波及左大腿的外侧，咳嗽时明显，夜间及久坐，或活动时疼痛均加重。检查：右腰4、腰5、骶1椎旁压痛，直腿抬高试验（+）。腰椎CT片示：腰4~腰5、腰5~骶1椎间盘向左后突出。舌质暗红，苔薄黄，脉弦。诊断：根性坐骨神经痛。

治疗：

（1）刺血治疗

处方：腰阳关、委中、阿是点。

刺血后均加拔火罐10分钟，于3日后行第2次刺血，分别间隔5日后刺血两次。共刺血治疗4次。

（2）毫针治疗

处方：后溪、腕骨、束骨、上三黄。

先针健侧的后溪、腕骨，针刺得气后让患者活动患肢5分钟，再针患侧的束骨，最后针刺上三黄。留针30分钟，每10分钟行针1次。隔日治疗1次，共治疗10次。

（3）腹针治疗

处方：引气归元（中脘、下脘、气海、关元）、天枢、（双侧）、气旁（健侧）、外陵（患侧）、下风湿点（患侧）。

每日治疗1次，每次留针45分钟。共治疗12次。

以上述综合方案治疗，刺血治疗4次，毫针治疗10次，腹针治疗12次而愈。长期随访无复发。

第十三节　股外侧皮神经炎

一、概述

股外侧皮神经是从腰丛发出的神经，由腰2~腰4神经纤维构成，为感觉神经，分布于股外侧。多见于成年人发病，一般单侧发病。起病多较缓慢，常可由腰部外伤，腰大肌压迫，腰腿部受寒冷刺激，以及站立或行走过久等多种原因引起该神经分布区皮肤感觉异常与疼痛的综合征。无肌肉萎缩，无膝反射改变。

中医学认为，本病属于"痹证"、"皮痹"、"肌痹"等范畴。主要是因经络不通，气滞血瘀而致。针灸治疗有较好的效果。

二、病因病机

病因：跌打损伤，素体亏虚，风寒湿邪侵袭，劳损过度。

病机：经脉气滞血瘀，筋脉失养。

病位：足少阳胆经及足阳明胃经两经股间皮部。

三、临床表现

主要表现为大腿外侧处疼痛、麻木，常伴有针刺、蚁走或烧灼等异常感觉。疼痛多在劳累后加重，蚁行感或烧灼感觉多于夜间明显。

局部检查常有痛觉和触觉减退或消失，温度觉也可减退，麻木疼痛常经久不愈。针灸治疗疗效满意。

四、临床治疗集验

（一）基本治疗

处方：环跳、风市、血海、附阳、阿是穴。

注释：环跳、风市为足少阳胆经穴，风市处于病变周围，既可疏通少阳经气，又能疏局部之气血；血海则能祛瘀行血，瘀去血行；附阳为阳跷脉之郄穴，阳跷脉过足少阳、足太阳、足阳明。本病发于足少阳、足阳明所属部位，根据"经脉所过，主治所及"的治则，用之效佳；阿是穴采用扬刺法（用毫针在病变局部

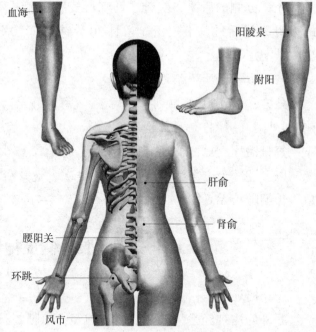

股外侧皮神经炎取穴 1

之中心直刺 1 针，然后在其上、下、左、右分别向正中成 25°角各斜刺 1 针）。当阿是穴起针后再加拔火罐 10 分钟。

（二）其他疗法

1. *刺血疗法*

处方：腰阳关、风市、阳陵泉、阿是穴。

注释： 在上述穴位区寻找瘀络点刺放血，出血量根据患者具体病情、年龄、体质状况等决定，上述穴点可分刺或联合所用，血止后加拔火罐。刺血治疗本病有很好的治疗功效，有些患者仅用刺血疗法可治愈本病。刺血治疗有疏通经络，散瘀止痛之功。

2. **火针疗法**

处方： 阿是穴。

方法： 采用密刺法，一般每3日治疗1次，或根据病情的发展状况决定针刺时间。

3. **腹针疗法**

处方： 中脘、下脘、关元、外陵（患侧），下风湿点（患侧）、下风湿下点（患侧）、大巨（患侧）。

用法： 每次留针30分钟，10次为1个疗程。

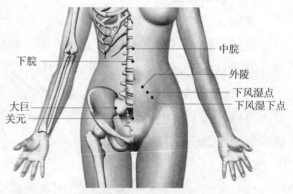

股外侧皮神经炎取穴2

4. **电针疗法**

处方： 病变局部围刺法。

方法： 接通电针仪，以疏密波中等刺激20分钟。每日或隔日治疗。

5. **皮肤针疗法**

操作： 在病变局部用皮肤针叩刺，以局部渗血为度。每周2次。

6. **眼针疗法**

处方： 下焦区。

配穴： 少阳经型加胆区，阳明经型加胃区。

7. **热敏灸疗法**

处方： 肝俞、肾俞。

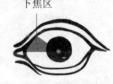

股外侧皮神经炎取穴3

方法： 每日治疗1次，每次灸疗20~30分钟，10次为1个疗程。

五、按语

股外侧皮神经炎属于中医学"痹证"、"皮痹"、"肌痹"等范畴。本病多为正气虚弱，风湿诸邪入侵，客于足少阳胆经及足阳明胃经两经股间皮部，皮部络脉气血痹阻而致该病。针灸治疗本病有较好的效果，但对于有明显致病因素的患者，要及时祛除病因，针对性治疗。

阿是穴以扬刺法治疗本病疗效满意，扬刺法为《内经》十二刺之一，《灵枢·官针》篇记载："扬刺者，正内一，傍内四而浮之，以治寒气之博大者也。"扬刺法扬散浮浅，适宜于寒邪凝滞、经络气血痹阻所致的疼痛、麻木、局部肿胀，而且病变范围较大、病位较浅的疾患。五针同刺，治疗范围大，针感传导范围较广，故能取得较好的疗效。若能正确施治，多数在3~5次可达到有效的治疗效果。治疗期间或治疗后应注意病变局部的保暖，避免受凉，并注意适当休息。

六、临床验案

病例：

杜某，男，35岁。右侧大腿前外侧无明显诱因出现刺痛及感觉障碍2月余。其症状每于行走或站立加重。在睡眠的后半夜患处有蚁行痒感。曾就诊于某院行CT检查，无异常发现，用中西药物治疗无效而来诊。查体：右侧大腿前外侧环跳穴至风市穴连线区域内感觉异常迟钝。局部无压痛反应，也无肌肉萎缩。诊断：右股外侧皮神经炎。

治疗：

（1）皮肤针疗法：在病变局部用皮肤针叩刺，以局部渗血为度。每3日治疗1次。共治疗3次。

（2）毫针治疗：首先针健侧的外关和阳陵泉，再针刺患侧的足临泣，留针20分钟。再用阿是穴扬刺法，并加拔火罐，每日1次，每次留针20分钟。共治疗6次。

按以上方法处理，皮肤针治疗2次，毫针治疗6次而愈。多次回访，情况良好。

第十四节　股骨头缺血性坏死

一、概述

股骨头缺血性坏死又称为无菌坏死，顾名思义，本病是因股骨头的血供受限、骨组织因缺血后所造成的结果，非炎性病变。临床较为常见，多数起病缓慢，以青中年发病率高，男性多于女性，是一种难治之症。目前尚缺乏有效的治疗方法，一般预后不佳，致残率高。导致本病的病因很多，一般可分为创伤性和非创伤两大类。创伤性的如股骨颈骨折、髋关节脱位、髋部外伤等，因直接或间接损伤股骨头血运，从而导致股骨头缺血坏死；非创伤性所致的因素较多，常见的因素有长期大量应用激素、长期过量酗酒、慢性肝病、痛风、结缔组织病、动脉硬化、放射线等。只要能引起股骨头的微小动脉或毛细血管血流中断，即有可能发展出现缺血性股骨头坏死。

本病属于中医学"骨蚀"、"骨痹"之范畴。身体虚弱、寒胜其热、邪入筋骨、滞留内著所致，为本虚表实之证。

二、病因病机

病因：正气不足（气血亏损、肝肾亏虚）、跌仆闪挫、饮食毒物所伤、外邪入侵。

病机：气血瘀滞、筋骨失养。

病位：髋部筋骨。

三、临床表现

临床主要症状表现为患侧髋部疼痛，多呈隐性钝痛，急性发作可出现剧痛，疼痛部位在腹股沟区，站立或行走久时疼痛加重，出现轻度跛行。中晚期可因劳累而疼痛加重跛行，髋关节屈曲、外旋功能明显障碍。为了便于诊断，选择对症的治疗方式和评价治疗效果，临床上根据X线片的检查结果，将本病分为五期。一期出现轻度临床症状，X线片正常；二期有症状和体征出现，X线片表现点状、斑片状骨密度减低区阴影，以及囊性改变、骨硬化等表现；三期X线表现为股骨头外形完整，股骨头持重区关节软骨下骨质中，可见构成"新月状"弧形透亮带，软骨下骨质塌陷；四期X线片表现为股骨头持重区软骨下骨质呈不同程度的变平、碎裂、塌陷，股骨头外形改变，软骨下骨质密度增高，关节间隙有改变；五期X线片表现为股骨头持重区严重塌陷，股骨头扁平，关节间隙变窄，髋臼外上缘常有骨刺形成。

查体：早期腹股沟韧带下压痛，髋内收、外展痛，"4"字试验阳性；晚期各方向活动均受限，Thomas征阳性，重者肢体缩短，并出现半脱位征。

四、临床治疗集验

（一）基本治疗

处方：中脘、气海、极泉、曲池、血海、足三里、三阴交、阿是穴。

注释：局部穴位均向髋关节方向刺入2寸左右，采用齐刺法，针刺后使局部有酸胀感。留针30分钟，每日1次，15次为1个疗程，每疗程间休息3~5天。

中脘、气海具有调理脏腑气血功能，有整体性调节作用；极泉是对应取穴之用；曲池、足三里分属手足阳明经之合，手足阳明经多气多血，调理机体之气血，改善血供；血海、三阴交能益气生血，又能活血化瘀通络；局部取穴，活血通络、缓急止痛，从而能够缓解局部缺血性痉挛，改善局部的血供，采用齐针刺法，更加强了作用治疗强度。"齐刺"针法，首见于《灵枢·官针》篇曰："齐刺者，直入一，傍入二，以治寒气小深者。或曰'三刺'，三刺者，治痹气小深者也。"即在穴位正中先刺一针，两旁各刺一针，三针齐用，故名"齐刺"。三针齐刺不仅加强了受刺穴位的刺激量，还扩大了受刺穴位的治疗范围，而使治疗范围得到了扩展，增强了活血通络的作用。

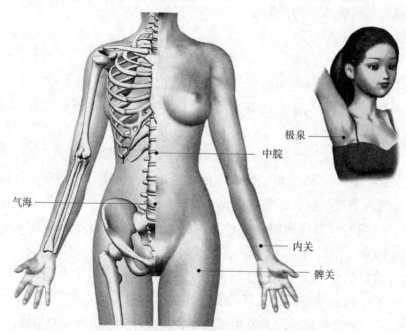

极泉

中脘

气海

内关

髀关

股骨头缺血性坏死取穴 1

（二）其他疗法

1. 刺血疗法

处方：委中、阴陵泉、髀关、环跳、阿是穴。

配穴：膝部疼痛者配足三里、伏兔；股内侧疼痛配足五里；髋部疼痛配维道。

注释：阿是穴区寻找瘀络点刺出血，余穴均在穴位点刺血。一般出血量在 30~100 毫升，根据体质及病情的轻重决定刺血量。病情严重，起初治疗时每10日治疗1次，随着病情的好转15~20日刺血1次。

运用刺血疗法治疗本病，可祛除瘀滞血液，通畅经脉可使关节周围的血管管腔压力降低，有利于血液的流动，并使关节腔内的压力减小，肿胀消退。

2. 小针刀疗法

操作方法： 一般进针点从X线片病灶处或局部压痛、硬结、条索等反应点处（一般多在髂棘到股骨粗隆连线的中点）。用龙胆紫做标记，皮肤常规消毒，按肌肉走行的方向进针刀深切骨膜，进行切割、松解、剥离，注意避开血管神经，操作时应随时询问患者反应及针感，如有酸胀感为正常，如有触电感觉为异常，此时迅速将针刀刀锋移动1~2厘米，重新将针刀刺达骨膜进行切割松解剥离4~6刀出针。完成后用创可贴封闭刀口，每5日操作1次。

3. 浮针疗法

操作方法： 髋部疼痛可在痛点的上方、后方或下方进针，针尖指向痛点，也可在下肢选择进针点进针，针尖向上，指向髋部。下肢痛可将下肢置于疼痛位，从疼痛区下方向上进针，有时需多针并排针刺，多次治疗。

4. 火针疗法

处方： 中脘、环跳、阿是穴、髀关、足三里、阳陵泉、委中、曲池。

注释： 将针尖和针身烧红透亮，针刺深度根据肌肉的厚度而定，点刺不留针。

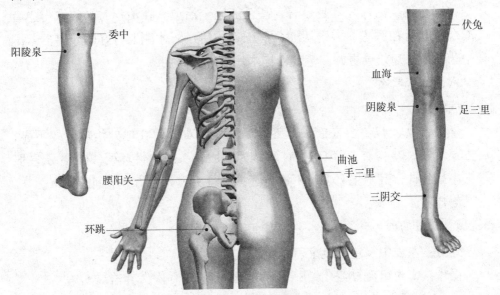

股骨头缺血性坏死取穴2

火针具有温经通络、行气活血的功效，火针点刺腧穴，其热力能深透肌层，扶阳培元，行气活血，使气血运行通畅，经脉得气血濡养，从而达到治疗目的。

5. 推拿疗法

操作部位：以腰、臀、髋、膝为主要部位。

主要手法：采用点、振、揉、拿、滚、扳、摇等手法。

五、按语

本病是难治性疾病，治疗非常棘手，致残率极高，因此临床需综合性治疗，以达有效的治疗目的。早期治疗对本病的预后有至关重要的作用，所以早期诊断，及时正确的治疗是关键，可避免致残的严重后果。

在日常生活中正确合理地生活，可以有效地避免本病的发生。平时注意少饮酒，最好不饮酒；当关节部位受伤，要及时正确治疗，避免引起股骨头的血液循环障碍；若因病使用激素药物，要在医嘱下合理运用，不得滥用，长时间应用时，要及时检查；经常接触X线检查时要正确地防护；避免在冷水浸泡过久，防止受寒后致血液循环障碍。另外动脉硬化、高血脂、痛风、结缔组织病等也可引起本病的发生，一旦确诊为股骨头缺血坏死，就要避免上述系列问题，及时纠正，积极地治疗，防止进一步的危害。

前三期的治疗效果满意，后两期治疗十分棘手，见效缓慢。该病早期治疗是关键，越早治疗疗效越显著，甚至能完全治愈。在治疗时必须取得患者的配合，只有在医患双方密切配合下正确的治疗，才能取得好的效果。若配合中药治疗，疗效会更好。笔者治疗本病多针药并用。

六、临床验案

病例：

李某，女，47岁。左髋关节疼痛，行走困难，曾在他处治疗，效不显，后去某院进一步检查，经CT检查确诊为左股骨头缺血性坏死。CT片示左股骨头小梁欠佳，其中见有多个不透亮区，股骨头欠光滑，关节间隙变窄。

治疗：

1. 刺血治疗

处方：左委中、左阴陵泉、左环跳、腰阳关。

操作：每次出血50~60毫升，每15天刺血治疗1次，共治疗4次。

2. 毫针疗法

处方：中脘、气海、曲池、手三里、内关、环跳、伏兔、血海、足三里、三阴交。

操作：每日1次，10次为1个疗程，每疗程间休息3天，共治疗4个疗程。

3. 配合中药

以活血化瘀，补气养血为治则。连服中药50天。经按上方处理后，2个月后症状消失，功能恢复正常。CT复查基本正常。

第十五节　梨状肌综合征

一、概述

梨状肌综合征是因梨状肌病变损伤，使梨状肌发生充血、水肿、痉挛，进而变性以致肌束增厚、硬化或粘连，致使梨状肌狭窄，刺激压迫邻近的坐骨神经、血管所产生的局部疼痛和功能障碍等一系列综合征。

本病在临床中为常见病、多发病，是引发腰腿痛的常见原因，也是针灸临床常见病种，若能正确诊断，合理地治疗，针灸疗法可获得良好的疗效，是针灸优势病种之一。

二、病因病机

病因：劳损、外伤、风寒湿热之邪入侵。

病机：气血不畅，脉络失和。

病位：臀部及腿部。主要以太阳经和足少阳经为主。

三、临床表现

患者主要表现为臀部酸、胀、痛，或沿坐骨神经走行方向放射引起大腿后面、小腿外侧疼痛，小腿外侧和足趾麻木，或有会阴部抽痛不适，疼痛可呈牵拉样、刀割样、跳动性疼痛。

查体可触及梨状肌紧张，肿胀及肥厚的条索物，有明显的压痛。走路可呈跛行，或呈鸭步移行。直腿抬高试验阳性，在60°以前疼痛明显，当超过60°时，疼痛反而减轻。梨状肌紧张试验阳性（仰卧位，伸髋位内旋髋关节，曲髋位内收内旋髋关节。坐位：屈膝屈髋位，抗阻力外展。俯卧位：屈膝伸髋位，抗阻力外旋或被动内旋。上述实验如出现臀部疼痛或加重，为阳性）。

四、临床治疗集验

（一）基本治疗

1. 针刺上肢对应点法

取穴： 取用健侧上肢的对应部位。

方法： 当病痛点在臀部，针对应点三角肌中点。

当病痛点在大腿后侧，针肱二头肌的中点。

当病痛点在腘窝，针肘窝中点。

当病痛点在腓肠肌处（小腿后），针前臂屈侧的中点。

注释： 取用部位常规消毒，根据不同的部位刺入1~2寸，采用较强的刺激手法，当得气后，嘱患者活动患处，每隔5~10分钟行针1次，留针20~30分钟。

本病以此方法选穴多能见到显效，具有取穴少、疗效高、痛苦小之优势。这是根据《内经》中上病取下、下病取上的方法而用，并以巨刺法。在选穴时达到取穴准确，对应点选择越准疗效越佳，一般能在对应点找到明显的压痛点，有明显压痛点的患者，疗效更佳，常有针入痛止之效。

2. 循经取穴

处方： 昆仑。

注释： 本病疼痛部位在臀部足太阳经循行线上，这一部位无论是足太阳经脉循行分布、经别分布，还是经筋分布均循行于此，其经脉"从腰中，下挟脊，贯臀"。其经别"足太阳之正……其一道下尻五寸"。其经筋"上腘内廉，与腘中并，上结于臀"。由此可见这一部位与膀胱经脉紧密联系。昆仑为足太阳之经穴，用之经络所行之用。通过长期临床应用观察，昆仑治疗本病有很好的实效性。一般针刺0.5~1寸，针尖略斜向上，使针感向膝髋部传导，平补平泻，留针30分钟，每5~10分钟行针1次。若寒湿、正气不足针后加灸。

3. 阿是点齐刺与灸法治疗

操作方法： 在患处按压到最明显的压痛点，取其患处针刺。因本病位置多深在，故针刺阿是点时，多针刺至应有的深度（一般可针到2.5~3寸深），先紧贴髂骨边缘直刺1针，再从直刺1针的上下或左右旁开1寸处向病所各刺入1针，针尖朝向主针方向。并加用温针灸的方法治疗。进针后，要以中等强度的刺激，行大幅度提插捻转手法，当有明显的针感反应后加用温针灸，一般每次20分钟，待艾条燃尽，再重复上述手法后出针。

注释：本病的发生乃因外伤或风寒湿等外邪入侵局部而发为本病，本病邪气多深在，致使筋脉受阻，气滞血瘀，不通则痛，用齐刺法针之可改善局部深在气血运行，加用灸法，则有活血化瘀、祛除风寒湿外邪之作用，从而达到了舒缓拘急而镇痛的效果。

（二）其他疗法

1. 刺血疗法

处方：委中、臀部、大腿后外侧等疼痛部位的瘀络。

注释：在上述相关部位之瘀络点刺放血，可改善局部血液循环，消除局部粘连水肿，解除了肌肉的痉挛，明显地促进了病变局部的气血运行，从而达到了舒缓拘急而镇痛的临床疗效。

2. 浮针疗法

操作方法：一般从压痛点的上方向下，或从痛点左、右侧进针，留针避免影响患者坐凳，一般不从下方向上进针，有时需从不同的方向对同一痛点同时治疗。坐骨神经痛多在足踝上方沿疼痛线路向上针刺，足踝部疼痛、麻木可向下针刺。

3. 腹针疗法

处方：引气归元（中脘、下脘、关元、气海）、天枢（双侧）、外陵（双侧）、下风湿点（患侧）。

操作：每日治疗1次，每次留针30分钟，10次为1个疗程。

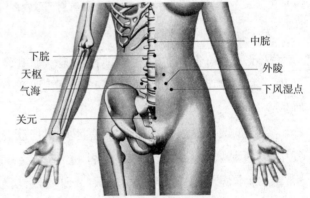

梨状肌综合征取穴1

4. 火针疗法

取穴：选择明显的压痛点。

操作：以中等粗细的火针，烧红后速刺入选好的穴位，达一定的深度，迅速出针，不留针。针刺时应避开大血管。隔日1次，10次为1个疗程。若1个疗程不愈者，可隔1周行第2个疗程治疗。

5. 推拿疗法

常用穴位及部位：环跳、居髎、承扶、风市、阳陵泉、委中、承山以及臀部、下肢等。

主要手法：滚法、按法、揉法、弹拨法、擦法等。

6. 热敏灸疗法

处方：阿是穴、环跳、阳陵泉、阴陵泉、足三里。

疗程：每日治疗1次，每次灸疗20~30分钟，10次为1个疗程。

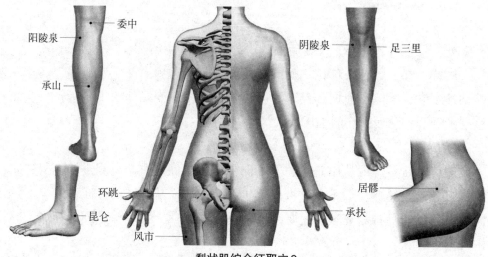

梨状肌综合征取穴2

五、按语

梨状肌综合征又称梨状肌损伤或梨状肌孔狭窄综合征，多是由于间接的外力（如闪、扭、下蹲、跨越等）使梨状肌受到牵拉而造成撕裂，引发一系列综合征。

梨状肌综合征属于中医学"痹证"、"伤筋"的范畴。中医认为，本病的发生多是因风、寒、湿、热之邪客阻经络以及劳倦、外伤等所致。

治疗本病首先应注意鉴别诊断，要与根性坐骨神经痛、腰扭伤、骶髂关节病变、臀肌筋膜痛等病相鉴别，特别是根性坐骨神经痛所引发的系列症状，易混淆。针灸治疗本病疗效满意，临床多几种方法联合运用可提高疗效，笔者在临床中常以毫针法与刺血疗法合用取得了满意的疗效。刺血治疗能使局部的血流加快，肌间内压降低，肌肉痉挛解除，进而消除血管神经受压现象，症状解除。

在发病的急性损伤期，局部不宜深刺，注意休息。局部保暖，可加用灸疗、热敷等疗法。由于本病病位较深，故在推拿时应当加强用力，但不可用暴力，避免造成新的损伤，尤其急性期更应注意。

六、临床验案

病例：

谭某，女，54岁。右臀痛及右下肢放射痛3月余，症状时轻时重。曾多次治疗，但一直未愈，本次症状加重1周。查体：腰部无压痛，右臀中部压痛明显，直腿抬高试验（+），梨状肌紧张试验（+），"4"字实验（+）。腰部CT片无异常。诊断：梨状肌综合征。

治疗：

（1）刺血治疗

处方： 委中、阿是穴。

操作： 在上述穴位点刺放血，加拔火罐10分钟，每5日治疗1次。共治疗3次。

（2）浮针疗法：从上向下方右臀中部压痛点直刺，压痛消失，每2日治疗1次，共治疗4次。

（3）毫针治疗

处方： 阿是穴、阳陵泉、昆仑。

操作： 阿是穴用齐刺法，并加用温针灸，每日1次。共治疗10次。

用以上综合治疗方案处理，经治疗1次后症状即有所缓解。刺血治疗3次、浮针治疗4次、毫针治疗10次而愈。随访半年正常。

第十六节 膝痛

一、概述

膝关节是全身最大、结构最为复杂的关节。本关节是由股骨髁、胫骨平台和髌骨组成，并有半月板、膝交叉韧带以及关节周围的韧带和肌肉的辅助稳定结构。

膝关节是人身重要的关节，人之运动离不开膝关节的参与，又因其处结构复杂，故极易受到外伤及各种外邪之侵袭，成为临床中的常见病、多发病。膝痛仅是膝部疾病的一种症状表现，其发生可由多种原因所致，可见于膝关节骨性关节炎、风湿性关节炎、类风湿关节炎、半月板的损伤、膝部滑囊炎、膝关节侧副韧带损伤、胫骨内髁炎、髌下脂肪垫劳损、髌骨软化症、胫骨粗隆骨骺炎、腘窝囊肿、滑膜皱襞综合征等疾病。这些疾病均可导致膝关节不同程度的疼痛表现，均属于中医学"膝痹"范畴。

现代医学对这些疾病尚无更优势的方法，针灸治疗多能取得满意的疗效。但因疾病的不同，治疗疗效差异性极大，故在临症治疗时应首先明确诊断疾病，根据病因的不同，选择最合适的治疗方法。

二、病因病机

病因：外伤、外邪侵袭，劳损过度。

病机：经络、筋骨、关节痹阻不通或失养。

病位：膝部筋脉。

三、临床表现

膝痛主要表现为膝关节部位不同程度、不同性质的疼痛，或伴有膝关节酸、麻、重或肿，严重者膝关节屈伸不利，活动受限，或膝关节发生变形，或伴有灼热红肿、发凉等现象。

具体的临床表现可因不同的疾病有相应的症状，并结合相关的临床检查，如X线、CT、MRI、血常规、血沉、抗"O"、类风湿因子及关节液等相关检查。

四、临床治疗集验

（一）基本治疗

1. 根据病位点取穴（辨经取穴）

（1）当膝痛病位点在内侧脾经循行线时

处方：常取用健侧的尺泽或董氏奇穴的心门穴。

注释：这是根据对应取穴法的原理选穴，肘对膝，上对下，内与内相应。尺泽是脾经之穴，足太阴脾经与手太阴肺经为同名经，交经缪刺。在治疗时，针刺得气后，嘱患者渐用力活动患膝，每次行针时仍要结合这种运动针法。尺泽治疗膝痛有丰富的临床经验，历代有相关记载。如《针灸聚英·肘后歌》中载有"鹤膝肿劳难移步，尺泽能舒筋骨痛"。心门穴是董氏穴位，其穴处于尺骨鹰嘴突起之上端，去肘尖1.5寸。取穴时要手抚胸取穴，针尖以30°的方向向上斜刺。其穴应处于小肠经上，心与小肠相表里，按部位来看，也是一种对应法，用之有调心之气血的作用。

（2）当病痛点在内侧肝经循行线时

处方：常取用健侧的内关穴。

注释：内关穴为手厥阴心包经之穴，所用是同名经同气相求的原理。交经缪刺，下有病上取之，左病右取。

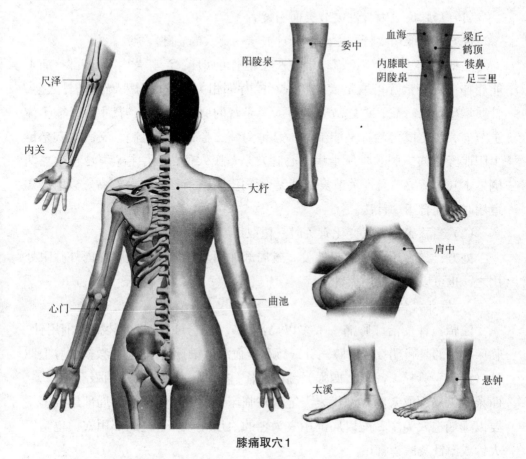

膝痛取穴1

（3）当膝痛点在外侧足阳明胃经循行线上时

处方：常取用健侧的曲池穴。

注释：取用原理如上，也是根据肘膝对应取穴法所用，故不再赘述。

（4）整个膝关节部位疼痛时

处方：常取用内关或董氏奇穴的肩中穴或土水穴。

注释：肩中穴在后臂肱骨之外侧，去肩
骨缝2.5寸，在操作时自肩缝正中央向下2.5
寸中央是穴，针深5分~1寸。土水穴在拇指
第一掌骨之内侧，距掌骨小头1寸处1穴，
后5分1穴，再后5分1穴，共3穴。针深2~
5分。

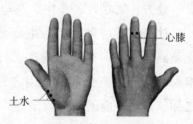

膝痛取穴2

2. 根据病性取穴

(1) 当膝痛是因骨性关节炎而引发者

处方：常取用大杼、太溪、悬钟或董氏奇穴的心膝。

注释：《素问·骨空论篇》中言"膝痛不可屈伸，治其背内"。膝部疼痛不能屈伸，针刺治疗可取足太阳膀胱经的背部相关穴位，因大杼穴是骨之会，骨质增生乃为骨病，取之故有效。太溪是肾的原穴、输穴，肾主骨，输主体重节痛，用之既可治标又能治本。悬钟为髓之会，骨能生髓，又因本穴是足少阳胆经之穴，胆主骨所生病。心膝穴是董氏穴位，在中指背第2节中央两侧。本穴对膝关节骨性关节炎、膝无力作用突出，针深0.5分左右。以上诸穴运用时均配合运动针法。

(2) 当膝痛与天气变化有关时穴位取用

处方：最常用阴陵泉或外关。或局部加用温针灸，一般多在内外膝眼处用之，也可以在患处用火针治疗。

3. 局部穴位的取用

注释：针灸治疗膝痛一般多以局部取穴为主，以围绕着膝盖周围用针。临床常用的是靳瑞教授的膝三针（犊鼻、血海、梁丘）；武连仲教授的膝上四针（血海、梁丘、鹤顶、四强）、膝五针（内膝眼、外膝眼、四强、膝阳关、曲泉）为局部取穴的典型代表。笔者在临床运用中，很少单独局部用穴，主要以远端选穴为主，配以局部用穴为辅的治疗方案。若是局部用穴，也是以火针或温针灸法为常用。

局部取穴治疗本病时应加强针刺得气感，或用透刺法提高临床疗效，如阳陵泉透阴陵泉、阴陵泉透阳陵泉等，当有肌肉萎缩、局部不温，或疼痛固定不移、遇冷加重者，以温针灸、火针治疗为主，配合手法按摩。

(二) 其他疗法

1. 刺血疗法

处方：阿是穴、委中、三金穴。

注释：传统针灸刺血主要部位在膝关节疼痛局部瘀络和委中穴周围瘀络点刺放血。在瘀络出现的皮部经络区域刺血，加拔火罐。董氏奇穴刺血治疗本病在背部的三金穴部位用之，三金穴相当于十四经中的魄户、膏肓、神堂之部位，对膝痛的治疗效果非常理想，尤其对久病的顽固膝痛更有疗效。

本病刺血治疗，主要为调和气血，祛瘀通络，标本兼治，病可速愈。

2. 火针疗法

操作： 常取用阿是穴及内外膝眼针刺。常规消毒后，选用中等粗细火针烧至通红后快速刺入穴位，深度0.3~0.5寸，不留针。

注释： 用火针治疗是借火针之热力，助体内阳气驱散寒邪，寒祛则经络舒缓，气血运行流畅，疼痛当止。

3. 腹针疗法

处方： 滑肉门、（患侧）、外陵（患侧）、气旁（健侧）、下风湿点（患侧）。

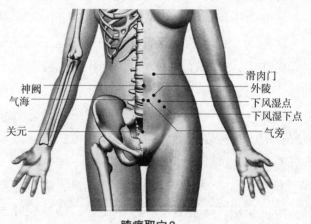

膝痛取穴3

辨证加减： 膝关节扭挫伤：内侧损伤，下风湿内点三角（患侧）；外侧损伤，下风湿下点三角。膝关节骨质增生：天地针，气外（患侧）。膝关节炎：大横。

疗程： 每次留针30分钟，10次为1个疗程。

4. 耳针疗法

处方： 取神门、内分泌、膝。

操作： 每次取2~3个穴位，用中至强度刺激，每次留针20~30分钟。

5. 推拿疗法

常用穴位及部位： 内膝眼、梁丘、血海、阴陵泉、阳陵泉、犊鼻、足三里、委中以及患膝髌周部位。

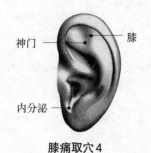

膝痛取穴4

主要手法： 滚法、按揉法、弹拨法、摇法等。

6. 热敏灸法

处方：

（1）腹部：神阙、关元、气海。

（2）患肢：犊鼻、内膝眼、梁丘、血海、阳陵泉、阴陵泉、足三里。

疗程： 每日治疗1次，每次灸20~30分钟，10次为1个疗程。

7. 埋线疗法

处方：梁丘、血海、阴陵泉、阳陵泉、足三里。

根据病痛点每次选取3~5穴，一般每周1次，5次为1个疗程。

五、按语

膝关节是人身下肢极为重要的关节，其处多筋腱，对人之站立行走均有极其重要的作用。而此关节最易遭受外邪侵袭，且邪气久留不宜祛，所以膝痛之症甚为常见。西医治疗尚无有效方法，常取用非甾体类消炎镇痛药物，因其副作用，或难以治本，西医临床治疗较为棘手。针灸治疗本病有非常好的临床疗效，但因病因的不同，疗效差异较大。在临床治疗时根据患者的具体病情选择合适的治疗方法，可一种或几种方法并用，达到最佳的临床治疗效果。笔者治疗膝痛患者，一般以病位点与病性辨证相结合的方法取穴，以毫针刺为主，再辅以其他相关疗法。

膝关节肿痛严重者，宜减少活动量，避免超负荷的活动与劳动，以减轻膝关节的负担。肥胖者应注意减肥，以便减轻膝关节的受累。对局部冷痛明显者，要重视在局部的艾灸与火针治疗。

六、临床验案

病例：

耿某，男，45岁。右膝关节疼痛有2年多，上下楼梯时疼痛明显，尤其是下楼梯时更感困难，当每遇阴雨寒冷天疼痛明显加重，曾到某省级医院检查，确诊为半月板损伤。医院告知无有效的保守方法治疗，让其减轻膝部活动，保护膝部，给予部分镇痛类药物暂时缓解病痛。但疼痛一直无缓解，时轻时重，最近1个月因工作劳累，疼痛加重，经人介绍来诊。检查：患者起蹲困难，伸屈发出明显的弹响声，在膝关节外上侧压痛明显，舌质淡，苔白，脉沉细。诊断：半月板损伤。

治疗：

（1）火针治疗

处方：内外膝眼、阿是穴。

操作：每穴点点刺1~3下，每3日治疗1次。共治疗6次。

（2）毫针治疗

处方：曲池、内关、阳陵泉透阴陵泉、阴陵泉透阳陵泉、鹤顶。

操作：先取健侧远端穴位，针刺得气后让患者活动患膝，再取用患侧的局部穴位，留针20分钟后，先将局部穴位起针后再留远端穴位10分钟。隔日治疗1次，共治疗15次。

用以上方法治疗，所有症状消失，能正常从事日常劳动，经随访2年无复发。

第十七节　下肢静脉曲张

一、概述

下肢静脉曲张是指下肢部位表浅静脉呈条索状突起的一类病症。本病的发生常与先天性静脉壁或瓣膜薄弱有关，因此患者往往同时有痔、疝等疾病，且常有家族史。职业也是本病的一个重要因素，常常站立者，或长期从事持久负重的劳动者为多见。另外，骨盆内的肿物、妊娠子宫等压迫髂外静脉，亦能促使下肢静脉曲张形成。

中医称为"筋瘤"。中医认为本病的发生是由于寒、湿、热等外邪侵犯，脉络阻滞，以及久立等导致气虚血瘀、气血不足、血脉壅滞所致。

西医治疗本病主要以手术治疗为主，尚无更理想的保守疗法。针灸治疗本病，早期能够控制其发展，中、晚期能改善症状，并且许多患者可得以根治，所以针刺是本病有效的方法之一。

二、病因病机

病因：负重久行，多次妊娠，骤受风寒，外伤筋脉。

病机：筋脉失养、气滞血瘀、寒凝经脉。

病位：浅表筋脉。

三、临床表现

临床肉眼可见浅表经脉弯曲、状如蚯蚓、形成团块为主要表现的浅表静脉病变。好发于中年人，以小腿最为多见，站立时更以明显。患者常感觉下肢沉重、酸胀，重者可见足部、踝部水肿现象，日久则出现下肢酸胀疼痛，晚期小腿易发生萎缩、色素沉着、脱屑、发痒，局部皮肤变硬等症。常伴有皮肤溃疡。

四、临床治疗集验

（一）基本治疗

处方：阿是穴、血海、太渊、足三里、委中。

注释：曲张经脉的周围，常规消毒，在曲张经脉周围每隔2厘米左右直

刺1针，进针时应避
开血管；血海为足太
阴脾经之穴，有祛瘀
生新、宣通气血、凉
血止血之功，为治疗
血病及血分之疾患要
穴。太渊为手太阴肺
经之穴，是输穴、原
穴，又为八会之脉

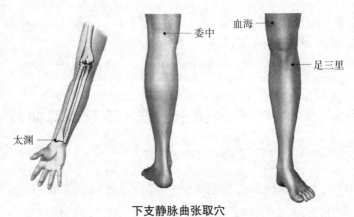

下支静脉曲张取穴

会。该穴局部脉气旺盛如深渊，泽润周身，效同桴鼓。因本穴是八会之脉
会，对血管脉搏之病作用尤佳；足三里是足阳明之合穴，足阳明多气多血，
其穴处于下肢，用之既可调理足阳明之气血，又能直接调理下肢气血；委中
在古代被称为血郄，祛瘀滞之要穴。

每日或隔日1次，每次留针30分钟，10次为1个疗程，每疗程间隔5~
7天。

（二）其他疗法

1. 火针疗法

处方： 阿是穴（即凸起的静脉处）。

注释： 以静脉曲张部位为阿是点，常规消毒，将刺之部位固定，选用中
粗火针烧红，对准穴位，快速点刺，速刺疾出，针刺深0.1~0.2寸。静脉曲张
严重者，用止血带截扎曲张静脉上部，用火针点刺后，松开止血带，使血自
然流出，让其血自止或使其"血变而止"，待血止后，用干棉球擦拭针孔。

曲张的局部血运不好，容易发生感染，所以在操作时应严格消毒，嘱患
者保持局部清洁，针刺后24小时内不要洗浴，防止感染的发生。有些患者针
刺后可出现明显的瘙痒，嘱患者避免搔抓，瘙痒明显的患者，可用2%的碘伏
或75%酒精棉球擦拭患处。

火针治疗本病疗效较好，是目前优势疗法之一，每周治疗1~2次，根据
出血量而定，根据恢复情况决定治疗。

2. 水针疗法（硬化剂注射疗法）

处方： 阿是穴。

药物： 5%鱼肝油酸钠。

注释： 选取静脉曲张最严重的经脉段，确定针刺大致部位，摆正体位，常规消毒，根据操作方法，将药物注入1毫升左右，拔出针尖。助手两食指继续按压25分钟左右，每次可注射1~2个血液倒流的静脉。注射后在注射处放一块海绵垫，再用胶布固定压迫。最后从注射处向下用弹力绷带缠起来，直到足趾根，露出足趾。1周后复诊，若仍有倒流的静脉，继按前法重复注射处理，直至痊愈。

每次用药总量不能超过3毫升，注射药物不可注射在静脉外，以免引起皮肤坏死。绷带处理要松紧适宜，过紧则影响下肢血液循环，过松起不到治疗作用，使其达到下肢浅静脉不充血即可。

3. 外治疗法

方法： 患肢用弹力绷带加压包扎或穿弹力袜。长期使用则会使曲张减轻或停止发展。若用弹力绷带包扎，要注意松紧适宜，防止肢体缺血坏死。

4. 中药外洗

注释： 运用活血化瘀的中药长期地外洗，起到活血化瘀、促进血液循环的作用，可改善缓解病情的发展。

五、按语

本病在临床并不少见，若运用上述疗法应当明确下肢静脉曲张的原因，排除其他血管继发的下肢静脉曲张，只有原发性下肢静脉曲张才可以选择上述疗法。下肢静脉曲张在西医临床主要以手术治疗为主，成为普外科常见手术之一。运用针刺疗法有操作简单、疗效肯定、痛苦小、不易复发之优势。

上述治疗方法以火针疗法最优势，火针点刺曲张的静脉，可直接使恶血出尽，祛瘀而生新，血脉畅通，故效果颇佳。火针以温通与强通相结合之作用，治疗效果满意。

患者在治疗过程中和治愈后，宜避免过久行走、负重负立等，卧床时宜把患肢抬高，促进血液回流。如有条件，可以结合弹力绷带加压包扎，或穿弹力袜，减轻下肢浅表静脉的负荷，对于病情严重或上述治疗方法不理想的患者，可考虑西医手术治疗。

六、临床验案

病例：

侯某，女，31岁。右下肢静脉曲张5年。症见小腿后面静脉盘曲凸起如蚯蚓状，高于皮肤。当站立及行走时症状明显，时感右下肢沉重劳累。舌质黯淡，苔白，脉沉。诊断右下肢静脉曲张。

治疗：

（1）火针刺血治疗：在凸起静脉用火针点刺放血，每周1次，共治疗4次。

（2）毫针治疗

处方：血海、太渊、足三里。

操作：隔日治疗1次，共治疗12次。

用上述方法综合治疗而愈。随访2年未复发。

第十八节　腓肠肌痉挛

一、概述

腓肠肌在小腿后侧，是一强韧而有力的肌肉。处于小腿后群浅层肌肉，以内侧、外侧两头分别起于股骨的内、外侧髁的后面，两头合成肌腹后，在小腿中份形成扁腱。此腱与深面的比目鱼肌腱相合，形成强大的跟腱，抵止于跟结节。

腓肠肌痉挛在中医称为"转筋"，俗称为"小腿抽筋"或"小腿肚子转筋"。其特点是，下肢小腿部腓肠肌突然发作的强直性痉挛，一般可持续十几秒至数分钟不等。常由于受风寒、潮湿、肌肉运动不协调等而引起，常反复发作。

二、病因病机

病因：气血不足、寒湿侵袭或局部肌肉过劳。

病机：脉络受损，气血阻滞。

病位：小腿部经筋。主要与足太阳经脉联系密切。

三、临床表现

本病多突然发作，主要表现为小腿后部肌肉痉挛、僵硬、疼痛。常在睡眠中或在运动时肌肉不协调突然而发，常需按摩捶打伸腿等动作缓解上述不适症状。

体征：当肌痉挛发作时，小腿后侧发硬、隆起、局部有压痛，可触到硬块。

四、临床治疗集验

（一）基本治疗

1. 处方： 承山。

注释： 承山穴为足太阳膀胱经之穴，本穴是历代治疗腓肠肌痉挛常用穴，在历代针灸经典中皆有相关记载。《通玄指要赋》曰："筋转而痛，泻承山而在早。"《胜玉歌》言："两股转筋承山刺。"《杂病穴法歌》云："脚若转筋眼发花，然谷承山法自古。"《灵光赋》记述："承山转筋并久痔。"《席弘赋》曾言："转筋目眩针鱼腹，承山昆仑立便消。"这一系列相关记载，说明了本穴是治疗腓肠肌痉挛的有效作用。为什么用承山穴治疗本病有如此好的疗效呢？这有3个方面的主要因素决定了本穴的良好作用功效。一是根据经络所行之理，《灵枢·经脉第十》中言："膀胱足太阳之脉……贯踹内……"《灵枢·经筋第十三》中载："足太阳之筋……结于腘，其别者，结于踹外……其病……腘挛……"从中可知，无论经脉、经筋皆行于此，这是作用原理之一；其二与病性所定，腓肠肌痉挛为筋之病，足太阳膀胱经主筋所生病；其三是根据局部穴位治疗局部病作用原理，承山穴处于腓肠肌两肌腹之间凹陷的顶端处，刺之可调理局部之气血，用之也是病位点上选穴。由以上3个方面的原理，故刺之便有很好的功效了。

患者俯卧位或坐位，暴露下肢，常规消毒后，用3寸毫针直刺，进针1.5~2.5寸，得气后，施以提插平补平泻法，留针30分钟。在治疗中要注意手

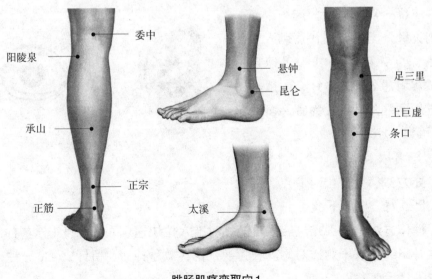

腓肠肌痉挛取穴1

法轻柔，在痉挛发作时严禁强力捻转提插。

2. 处方：正筋、正宗。

注释：正筋、正宗乃为董氏要穴，本穴组处于董氏奇穴七七部位，其穴在后跟筋之正中央，若按经络循行来看，本穴组处于足太阳膀胱经脉线上，用之也是经络所行之用。董氏奇穴中认为，以筋可治筋病，故扎在筋上可治疗筋病。《内经》中也有相关之用，《灵枢·终始第九》云："在筋守筋。"《素问·调经论篇》云："病在筋，调之筋。"故本病刺之本穴组既有理论也有临床实践。

本穴组处于跟腱之正中央上，距足底 3.5 寸是正筋穴，再上 2 寸是正宗穴。针刺 0.5~1 寸深。

（二）其他疗法

1. 刺血疗法

处方：委中。

注释：委中是足太阴膀胱经之合穴，在古代本穴被称为血郄，膀胱经多气多血，适宜刺血。腓肠肌正处于足太阳膀胱经循行线上，用之则为经络所行主治所及之理。本穴处于腘窝，一切瘀血热毒可聚集于此，因此在此处刺络可治疗一切瘀血热毒之证及膀胱经脉循行之病变。

2. 火针疗法

处方：阿是穴。

注释：常规消毒，选用中等粗细火针烧至通红后快速刺入穴位，深度为 0.3~0.5 寸，迅速出针，重者患处刺 2~3 针，一般每平方厘米病灶 3~5 针为宜，多数 1 次可愈。

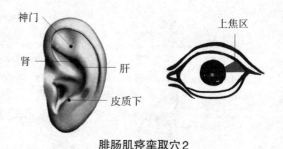

腓肠肌痉挛取穴 2

3. 耳穴疗法

处方：病变部位对应点、神门、肝、肾、皮质下。

操作方法：消毒穴位后，以毫针对准穴位快速刺入，深度 1 分左右，约至软骨组织，以不刺透对侧皮肤为度，捻转数秒钟后，留针 20~30 分钟，每日或隔日治疗 1 次。

4. 推拿疗法

常用穴位及部位：阳陵泉、足三里、上巨虚、条口、承山、悬钟、昆仑以及周围相应部位区。

主要手法：一指禅推法、滚法、点法、按法、擦法、搓法等相关手法。

5. 浮针疗法

操作方法：多从腘窝下方进针，也可从踝关节上方向上进针，有时需多针并排或相向针刺。

6. 眼针疗法

处方：上焦区。

配穴：湿困加脾区，气滞血瘀加肝区，气血不足加胃区。

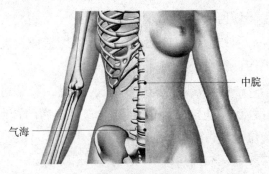

腓肠肌痉挛取穴3

五、按语

腓肠肌痉挛一症在临床甚为常见，很多人一生中都曾有过不同程度的这一现象的发生。从西医学角度来看，多因低钙的原因引发本病，所以对反复发作的患者要及时补充钙质，或给予相应的检查，明确诊断。

中医认为本病的发生多由气血不足，寒湿侵袭或局部肌肉过劳所致，在治疗时应对患者具体诱发因素考虑，对症处理。针刺治疗本病疗效显著，具有见效快、疗效强的优势，一般1次治疗即可有显效，多数不超过3次。

六、临床验案

病例：

马某，男，53岁。双侧腓肠肌反复发作性痉挛3年余，尤以夜间多发，严重可影响睡眠。患者于3年前无明显原因出现两腿腓肠肌痉挛，反复发作，时轻时重，劳累时可明显加重，一般多发生于夜间，曾多次口服钙片，罔效，故来诊。查体：患者形体消瘦，面色黧黑，黯淡无光，食欲差，舌质淡，苔薄白，脉沉细。诊断为腓肠肌痉挛。

治疗：

处方：足三里、太溪、中脘、气海（加灸）、承山。

操作：用以上处方治疗，每日1次，治疗7日而愈。随访1年无再复发。

第十九节　踝关节扭伤

一、概述

踝关节扭伤是临床常见的一种损伤，占全身关节损伤的80%左右，可发生于任何年龄，尤以青壮年多见。本病的发生多因剧烈运动或负重不当，跌仆、闪挫、牵拉或扭转过度等原因造成过度内翻或外翻，引起踝关节及筋脉损伤，气血瘀滞局部，发为本病。

一般疗法对本病治疗较为缓慢，针灸对踝关节扭伤的治疗效果满意，常有针入痛止之效，故值得推广对本病的针刺治疗。但在针刺时须排除骨折、脱位、韧带断裂等情况。

二、病因病机

病因：外伤、慢性劳损。

病机：筋络受损。

病位：踝部筋络。

三、临床表现

受伤后局部出现疼痛，尤以内、外翻活动及行走时疼痛明显，轻者可见局部轻微肿胀，重者则表现为整个踝关节肿大，走路跛行，伤足不敢用力着地，难以正常活动。检查可见踝关节部位明显压痛及肿胀。必要时可行X线检查排除骨折和脱位。

四、临床治疗集验

（一）基本治疗

针灸治疗本病一般多以局部取穴为常用，很少远端选穴，但通过长期的临床治验来看，以远端对应取穴的运用效果更为满意，具有见效快捷、取穴少、作用强、痛苦小的治疗特点。

1. 外踝部的损伤

（1）当疼痛点在外踝膀胱经周围时

处方：常取用养老穴。

注释：在临床实际治疗选穴时，不一定就是针刺养老穴，在治疗时，首先在健侧的养老穴周围寻按反应压痛点，如能找到反应点，就在反应点刺之，疗效最佳。这种所刺之法应属于《内经》中缪刺法，常有捷效。

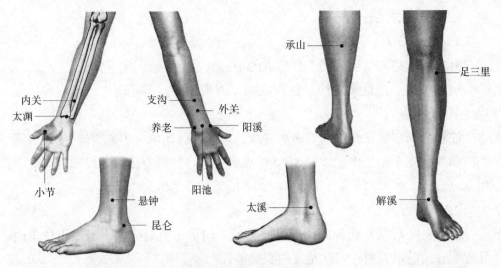

踝关节扭伤取穴1

（2）当疼痛点处于足少阳胆经周围时

处方：常取用阳池穴。

注释：取用原理如上所述。

（3）无论痛点处于外踝区何部位，只要在外踝部时

处方：均可取用外关透内关。

2. 内踝部的损伤

（1）当痛点在内踝足少阴肾经周围时

处方：常取用太渊穴。

（2）当痛点在内踝足太阴脾经周围时

处方：常取用阳溪穴。

（3）无论痛点处于内侧何部位，只要在内踝部的损伤

处方：均可取用内关透外关。

3. 无论损伤在内外踝何部位，只要在踝关节

处方：均可取用董氏奇穴的小节穴。

注释：小节穴是董氏奇穴的穴位，这一穴位对踝关节的损伤甚效，无论内外踝的损伤皆效，因此又称为踝灵穴。笔者与数名学生在临床中用此穴治疗多例踝关节损伤的患者，均见到良好的实效性，见证了本穴所言不虚。小节穴位于拇指本节掌骨旁赤白肉际上，握拳拇指内缩取穴。

（二）其他疗法

1. 刺血疗法

处方： 阿是穴（患处局部最痛点的中心处及疼痛肿胀明显部位）。

操作： 用一次性无菌注射针头点刺，或用皮肤针重叩出血，然后加拔火罐5~10分钟。

注释： 当踝部扭伤，局部瘀血肿胀，以致经脉闭阻，不通则痛。"跌打损伤破伤风，先于痛处下针攻"。当在痛点刺血，可使邪有出路，经脉通畅，疼痛立愈。

2. 浮针疗法

操作： 一般从小腿部向踝部进针，针尖向下，直对痛点，当痛点位于内外踝下方或前下方时，可从足背向踝部进针。

注释： 对轻症疗效佳，对于严重者多需和其他疗法合用，往往需要多次治疗。

3. 火针疗法

处方： 阿是穴。

操作方法： 选用中等粗细的火针烧至通红后快速地刺入穴位，深0.3~0.5寸，连刺2~3针，不愈者隔2日再次治疗。

注释： 注意的是在损伤后24小时内局部不宜火针治疗。

4. 耳针疗法

取穴： 相应的敏感点、踝、皮质下、神门、肾上腺。

操作方法： 以中强度刺激，留针10~30分钟，每日或隔日1次。

5. 眼针疗法

处方： 下焦区。

配穴： 痛在少阳加胆区，痛在阳明加胃区，痛在太阳加膀胱区，痛在太阴加脾区，痛在少阴加肾区，痛在厥阴加肝区。

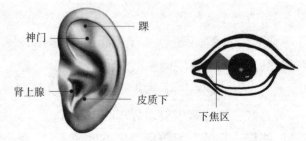

踝关节扭伤取穴2

6. 推拿疗法

处方： 承山、昆仑、足三里、太溪、悬钟、解溪等穴。

主要手法：新伤患者，宜采用点穴法、摇法、拔伸法、捋顺等手法。陈旧性伤患者，宜采用分筋法、按揉法、捻散法及摇法。

五、按语

踝关节扭挫伤是因踝部筋脉的损伤而致局部气血错乱离经，所以治疗宜活血化瘀、消肿止痛。利用刺血疗法配以毫针，可以有效地改善缓解病情。刺血疗法能使离经之血排出体外，祛瘀生新，能使受损的筋脉尽快修复，改善局部气血，疼痛的症状也就能够迅速地缓解。毫针刺之，则能使经脉气血通畅，加速组织休息。笔者在临床常常相互为用，一般针之即效。

针刺治疗踝关节的损伤效果理想，但在治疗时必须排除骨折、脱位、肌腱或韧带断裂等情况。损伤后的早期（24小时内）不可热敷，包括行火针、灸疗、TDP照射，在24小时后给予上述疗法，早期应给予冷敷以止血。受伤后应限制扭伤局部的活动，避免加重损伤。运动要适度，避免再度扭伤。局部要注意防寒保暖，避免风寒湿邪的侵袭。

六、临床验案

病例：

田某，女，34岁，昨日因下楼梯时不慎扭伤右外踝，当即局部青紫肿胀，疼痛难忍，在家行其他疗法治疗，效未显，故来诊。检查右踝关节瘀紫肿胀，足不能履地，触诊未见骨折与脱位，在申脉穴周围压痛明显。诊断右踝关节扭伤。

治疗：

（1）用一次性无菌注射针头于疼痛肿胀最明显处点刺放血，并加拔火罐10分钟，以尽出紫黑色瘀血，当取罐后肿胀及疼痛均有所改善。

（2）于左侧的养老穴处痛点针刺，并加左侧的外关穴，当针刺得气后，并嘱患者逐渐活动患处，留针20分钟。隔日治疗1次，经上述治疗3次而愈。

第二十节　足跟痛

一、概述

足跟痛是指跟骨跖面的疼痛症状表现，多由外伤、劳损、足跟部某种疾病引起的足跟部周围疼痛疾病，又被称为跟痛症。多发生于中老年人，肥胖者发病率高于体重正常者，多为一侧发病，也可两侧同时发病。中医有虚实两类之分。虚证多是因年老体弱或久病卧床，肾气虚衰，骨痿筋弛而病；实证足跟痛，多因长时间走路，体重负担过重、穿鞋不适以及足跟被硬物硌伤所致。在临床实际病患，往往两者兼而有之，由于内因的存在，一旦有以上的外因因素，故致本病的发生。

足跟痛的发生常见于西医学中的跟腱止点滑囊炎、跟骨下脂肪垫炎、跟骨骨骺炎、跖筋膜炎及跟骨骨刺等相关疾病。

本病目前缺少特效疗法，临床治疗常较困难，针灸治疗足跟痛有较为满意的疗效，作用可靠，是本病值得推广运用的有效之法。

二、病因病机

病因：肾气亏虚、外伤劳损、外邪侵袭。

病机：虚证则因肾气亏虚、骨失滋养而致不荣则痛。

实证则因脉络受损，气血阻滞而致不通则痛。

病位：足跟筋脉。主要与足少阴肾经、阴阳跷脉联系密切。

三、临床表现

主要表现为站立或走路时足跟及足底疼痛，不敢着地。疼痛可向前扩散到前足掌，运动及行走后疼痛加重，休息减轻。检查可见足跟部轻微肿胀，压痛明显。根据压痛点可以确定病变部位。跖筋膜炎和跟骨刺压痛点多在跟骨结节前方，脂肪垫损伤与跟骨下滑囊炎的压痛点在足跟中部或稍偏向内侧。

四、临床治疗集验

（一）基本治疗

本病的取穴多以病位点与病性两个方面相结合的方法选取穴位。

1. 当病痛点靠近足跟部内侧边缘时

处方：常选取神门与照海。

注释：神门为对应取穴法的运用，照海为阴跷脉之交会穴，阴跷脉起源于足跟部内侧，其穴又处于局部，直接疏调局部之气血。

2. 当病痛点靠近足跟部外侧边缘时

处方：常选取养老与申脉。

注释：养老穴为对应取穴法的运用，申脉为阳跷脉之交会穴，阳跷脉起源于足跟部外侧，其穴也近于患处，直接疏调局部之气血。

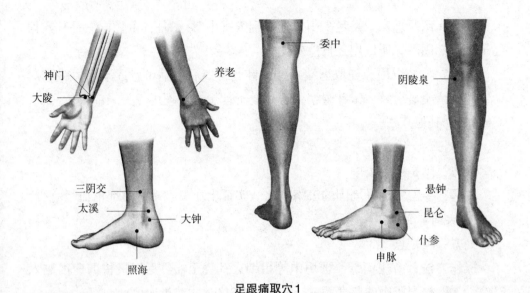

足跟痛取穴1

3. 当病痛点处于足跟部正中央时

处方： 常选取大陵与悬钟。

注释： 大陵穴为对应取穴法的原理运用，悬钟为八会之髓会，既可补髓壮骨，又能通经活络。

4. 不管疼痛点处于何具体部位，只要疼痛在足跟部均可取用

处方： 足跟痛点或下关穴，也可以取用五虎四、五虎五。

注释： 足跟痛点、下关穴均为经验效穴。足跟痛点正确取穴法应在大陵穴与劳宫穴连线的压痛点上。五虎四、五虎五是董氏穴位，本穴组在手大指掌面第一节外侧（桡侧），每2分一穴，自上而下共分为5穴，5穴各有所用，五虎一治疗手指痛，五虎三治疗足趾痛，五虎二加强五虎一与五虎三的效果，五虎四治疗足背痛，五虎五治疗足跟痛。5穴合用可治疗全身骨肿、类风湿关节炎等病。

5. 虚性足跟痛常配用

处方： 太溪或大钟。

注释： 太溪与大钟均为足少阴肾经之穴，其用有3

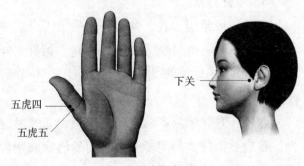

足跟痛取穴2

个方面的作用原理。一是足少阴肾经"别入跟中"；二是肾主骨；三是其穴均处于足跟部周围，所以用之自然效佳。

以上穴位的取用，先取远端穴位，针刺得气后，嘱患者逐渐用力跺脚运动，若病情明显缓解，留针观察，若疗效不理想，再配用相关局部穴位。

（二）其他疗法

1. 刺血疗法

处方：阿是点、委中。

注释：委中穴选择周围的瘀络刺之。实证出血量宜多，虚证出血量宜少。

2. 火针疗法

处方：阿是点。

操作方法：常规消毒，选用中等粗细火针烧至通红后以极快的速度刺入穴位，深度根据肌肉的厚度而定，一般深0.3~0.5寸，迅速出针。

注释：火针治疗本病疗效较为满意，足跟痛症为经筋病，《灵枢·经筋》载："治在燔针劫刺，以知为数，以痛为输。"用火针刺其阿是穴乃是正治之法。火针能增加阳气，气血和调，则能濡养筋骨，使凝聚之气血得散，经络得通。

3. 浮针疗法

操作方法：当痛点在内侧及跟底时，从小腿内侧进针，进针点在内踝与跟腱之间偏上；痛点在外侧及跟底时，可从小腿外侧进针，针尖向下；痛点在跟骨后缘时（跟腱损伤疼痛时）从小腿后侧、跟腱上缘向下进针，进针点的位置可稍偏高，避免针尖刺激跟骨及骨膜而引起疼痛或出血。

注释：浮针疗法对本病有很好的治疗效果，既能立时止痛，也能得以根治，是治疗本病的一种有效方法。

4. 耳针疗法

处方：取足跟、肾、神门、皮质下等穴。

操作方法：毫针刺入，快速捻转，留针0.5~1小时，必要时可埋针，轻者可用王不留行贴压。

注释：耳针治疗本病也较为满意，尤其对虚性足跟痛效果好，但需要一定时间的治疗或配合其他方法综合治疗。

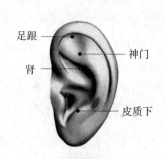

足跟痛取穴3

5. 小针刀疗法

操作方法：首先找好最明显的压痛点，做好标记，常规消毒，局部麻醉，然后用小针刀与足纵轴方向一致，垂直刺入达跟骨表面后稍退针约0.5厘米，先纵行切割数刀，然后再横向剥离几下出针，创可贴覆盖，一次若不愈，5日后再行治疗。

6. 推拿疗法

处方：三阴交、阴陵泉、太溪、照海、昆仑、仆参以及患部周围。

主要手法：点法、按法、压法、揉捻法等。

7. 隔姜灸法

处方：阿是点、太溪、昆仑。

操作方法：在上述穴位上放置鲜姜片，用艾炷隔姜灸，每次灸3~5壮，每日或隔日1次。

8. 中药外洗法

可用相关的中药泡洗患足；常取用威灵仙、透骨草、苏木、夏枯草等，煎熬后加用适量的食醋趁温热熏洗患足跟部20~30分钟，每日1次。

五、按语

西医治疗本病多较棘手，用针刺治疗多有良效，往往多能立起沉疴，尤其是毫针疗法、火针疗法、浮针疗法作用优异，笔者在临床常以此三法而用。

本病从病性而论多从肾虚而治，一因足少阴肾经"别入跟中"，又因肾主骨。早在《杂病源候论》中述："夫劳伤之人，肾气虚损，而肾主腰脚。"故临床常配用肾经的相关穴位。为达到有效的远期治疗，在治疗期间，或治愈后的短时间，应注意休息，减少长时间的站立和运动，平时宜穿软底鞋，或在患足鞋内放置软绵垫。体重过于肥胖者，应积极减肥，减轻足跟的负重力。

六、临床验案

病例1：

鞠某，女，51岁，双侧足底疼痛1年余，当走路过多时或不小心被硬物硌到时即疼痛难忍，当休息后疼痛有所缓解，曾就诊于多家医疗机构，行X线片检查，确诊为跟骨骨刺，曾给予封闭、口服药物治疗（药名不详）等，未见明显好转，病情时轻时重，近1个月来，因上山干农活，疼痛明显加重，走路困难，故来诊。检查见足跟部整个部位压痛，并有轻微肿胀。诊为足跟痛（跟骨骨刺）。

治疗：

（1）先于局部找到几个最痛点，用火针刺之，每隔2日1次。

（2）取足跟痛点、下关穴，针刺得气后嘱患者配合足跟部的踩脚运动，然后加用太溪。

用以上方法治疗7日后，疼痛明显缓解，又继续治疗5日后症状基本消失。3个月后又介绍一名同病患者来诊，诉之足跟痛已痊愈，未再复发。

病例2：

唐某，男，44岁，右侧足跟痛20余天，在某院就诊，行X线检查，未发现明显异常，曾口服芬必得、活血类中成药治疗，疗效不佳，经他人介绍来诊。检查：右侧跟腱压痛（+），局部无红肿。诊断为足跟痛。

治疗：

（1）局部火针治疗（每周2次）。

（2）配用浮针疗法，从上向下方跟腱压痛点直刺。压痛消失，行走如常。用火针治疗2次，1次浮针疗法而愈。

第二十一节　不宁腿综合征

一、概述

不宁腿综合征又称不安腿综合征。临床相关治疗资料较少，尤其是针灸方面的治验更少。通过长期的临床观察，本病在临床中并不少见，往往多被误诊或忽视。目前对本病的病因和发病机理均不十分明了，治疗较为棘手，药物治疗多以镇静类为主，但副作用明显而且疗效不确切，对于其他疗法尚无理想的报道。笔者通过长期的针灸临床观察，疗效较为满意，有必要进一步加以研究及推广运用。

本病以青中年人发病为多，男女均可患病，但以女性为多。其发生多因机体气血亏虚，或感受寒湿而致本病的发生。属于中医"血痹"范畴。

二、病因病机

病因：气血不足，肝肾亏虚，感受风、寒、湿、热之邪。

病机：邪气羁留，瘀滞络脉，阴血亏虚，经络肌肤失养。

病位：下肢部经络。

三、临床表现

主要表现为下肢部位的不适症状。可有下肢针刺样或虫爬、蚁行感的异常和不安宁。一般先发生于一侧，以后会逐渐波及另一侧。症状的出现多在休息、久坐时，尤以夜间卧床后明显，严重者需改变体位、站起，甚或下床行走等动作得以缓解。久病患者常造成焦虑、紧张、失眠等精神症状，此时往往易诊为精神类疾病，造成误诊。实验室检查多无异常发现。

四、临床治疗集验

（一）基本治疗

处方：中脘（加灸）、气海（加灸）、合谷、承山、足三里、阳陵泉、丰隆、血海。

注释：中脘、气海针加灸，或只用灸法，具有健脾胃调气血、温养四肢之功；合谷大肠之原穴，取之则能镇痛解痉、疏经活血，起到

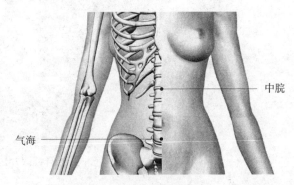

不宁腿综合征取穴1

下病上治的作用；承山穴是足太阳经之穴，太阳主表，以祛表之寒邪，同时疏通局部经气以通治痛；足三里、丰隆均为足阳明胃经之穴，阳明经多气多血，气血双补，二穴均处于病变周围，用之既可以调理阳明经之气血，又能疏调局部气血；阳陵泉是筋会，用之可舒筋通络；血海活血行血，归属于脾经，脾主四肢肌肉。

（二）其他疗法

1. 刺血疗法

处方：委中、足三里、丰隆、膈俞、腰阳关。

注释：委中、丰隆要在穴区周围寻找瘀络点刺，其周围瘀络均给予点刺。膈俞、腰阳关以穴位点点刺。出血量根据患者的体质、年龄、病情而定。一般出血量在50~100毫升，血止后加拔火罐10分钟左右。一般7~15天刺血1次，根据出血量以及治疗状况而定。

2. 火针疗法

处方：阴市、血海、足三里、阳陵泉、丰隆、承山。

注释：选择中粗火针，将针尖和针身烧红透亮，深度根据肌肉厚度而定，点刺不留针。每3日治疗1次，5次为1个疗程。不愈者，经休息1周后再行下一个疗程的治疗。

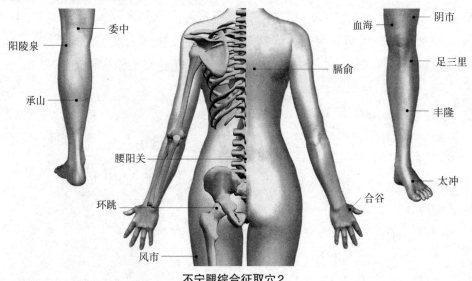

委中
阳陵泉
承山
腰阳关
环跳
风市

血海
阴市
膈俞
足三里
丰隆
太冲
合谷

不宁腿综合征取穴2

3. 电针疗法

处方：病变处周围选取穴位。

注释：针刺后选2~3对加电针仪，用断续波中强度刺激，刺激量逐渐加重。每次20~30分钟。

4. 推拿疗法

常用穴位及部位：环跳、风市、阳陵泉、委中、承山以及臀部、下肢等。

操作方法：多施以轻柔手法，以点法、揉法、按法、拍法常用。

五、按语

本病临床报道较少，对本病认识尚不足，往往造成误诊、漏诊的现象，使患者忍受长期的病痛。通过长期的临床观察，发现本病并不少见，通过针刺治疗多能获得显著疗效，因此加强在针灸临床中的重视实属必要。

本病典型特点是白天常无症状，傍晚安静或卧床后明显。主要表现为下肢沉重不适、有特殊感觉（虫爬、蚁行）为主要特征。临床宜与其他器质性病变相鉴别，如静脉炎、坐骨神经痛等病，通过相关的检查可以鉴别排除，本病实验室检查多正常。

患者病情明显时应注意休息，抬高患肢，以利于血液循环。少食高脂肪类食物，多食新鲜蔬菜水果，力戒烟酒，平时注意劳逸适度，尤其注意不可过度熬夜，保持乐观的心态，消除悲观的思想。

六、临床验案

病例：

娄某，女，36岁。夜卧后双腿酸重不适3年余。患者产后3个月出现双小腿酸胀不适，尤以夜卧后即出现难以忍受的异常感觉，严重时需捶打敲击，或下床行走才能得以缓解，并影响睡眠休息。经多方治疗效果不佳，近2个月症状渐重，甚苦恼。查体：四肢各关节无红肿，功能活动正常，实验室检查正常。脉沉，舌质红，苔白厚腻。

治疗：

（1）刺血治疗

处方：膈俞、腰阳关、委中、足三里。

操作：分别点刺以上穴位，总出血量在30毫升左右，1周后行第2次刺血治疗，治疗2次。

（2）毫针治疗

处方：中脘、气海、足三里、阳陵泉、血海、合谷、太冲。

操作：每次留针30分钟，隔日治疗1次，治疗10次。

以上述治疗方案处理，刺血治疗2次，毫针治疗10次而愈，随访半年未复发。

第二十二节　血栓闭塞性脉管炎

一、概述

血栓闭塞性脉管炎是我国慢性周围血管疾病中最常见的病种。这是一种周围血管的慢性闭塞性炎症疾病，伴有继发性神经改变，主要发于四肢的中、小动脉和静脉，以下肢尤为多见。临床特点为患肢缺血、疼痛、间歇性跛行、受累的动脉搏动减弱或消失，伴有游走性血栓性浅表静脉炎，严重者可有肢端溃疡或坏死。

本病病因还不完全明确，可能与长期吸烟、寒冷潮湿、自体损伤或因遗传、内分泌紊乱等因素有关。多发生于重体力劳动者，北方较南方发病高，男性高于女性，男女比例约为29∶1，发病年龄以青中年为多。

本病在中医文献中记述甚早，属于中医中"脱疽"、"脱骨疽"的范畴。

二、病因病机

病因： 素体脾肾阳虚，寒湿侵袭，或因嗜食烟酒辛辣厚味。

病机： 气血凝滞，经脉闭塞。

病位： 四肢中、小动静脉，尤其是下肢。

三、临床表现

本病多在寒冷季节发病，病程长而反复。病变常从下肢趾端开始，以后逐渐向足部和小腿发展（单独发生于上肢者极少见）。本病的症状轻重相差很大，临床根据疾病的发展过程可分为3期。一期为局部缺血期；二期为营养障碍期；三期为坏死期。每期的发展则是病情逐渐加重的过程。其主要症状表现为患肢发凉苍白，麻木怕冷，间歇性跛行，静息性疼痛，肢体坏疽，受累肢体动脉搏动减弱或消失。

临床可以借助实验室相关检查，多普勒超声血管测定或血流测定、小腿阻抗式血流图、甲皱微循环检查、血液流变学及动脉造影等相关检查。

四、临床治疗集验

（一）基本治疗

处方：

下肢： 秩边、足三里、血海、三阴交。

上肢： 极泉、手三里、外关。

配穴： 阳虚寒阻型配脾俞、肾俞、气海，并加用灸法；血瘀郁热型配合谷、血海、历兑；阴虚湿阻型配丰隆、阴陵泉。

注释： 秩边宜深刺，可刺至3~5寸深，针感宜放射至足趾为宜，可不留针；足三里、三阴交以局部产生酸胀感即可；极泉、手三里、外关以放射至手指尖为宜。每日1次，10次为1个疗程。

在治疗时应重视辨证分型，阳虚寒阻者宜温肾补脾为主；血瘀郁热型当以

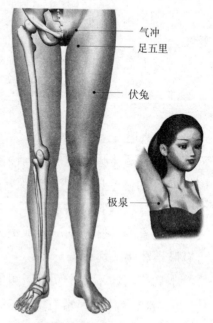

血栓闭塞性脉管炎取穴1

清热通络为主；阴虚湿阻型当以养阴祛湿为主。

（二）其他疗法

1. 刺血疗法

处方：

下肢： 委中、解溪、三焦俞、肾俞、阿是穴。

上肢： 曲泽、阳池、大椎、肺俞、阿是穴。

注释： 出血量根据患者的体质、病情的轻重决定总出血量，一般宜在50~100毫升，点刺后加拔火罐，每10~20日刺血1次。

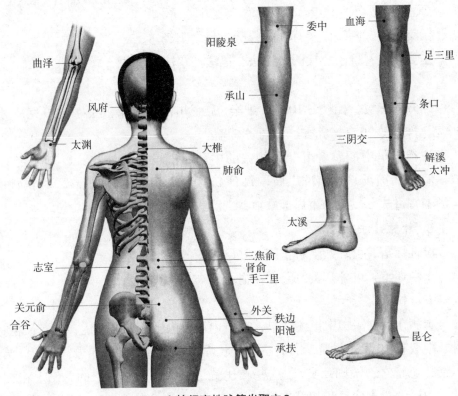

血栓闭塞性脉管炎取穴2

2. 火针疗法

处方： 太渊、合谷、气冲、血海、足三里、阿是穴。

配穴： 阳虚寒阻型配命门、关元、阴陵泉；血瘀郁阻型配血海、膈俞；阴虚湿阻型配阴陵泉、三阴交、气海。

注释： 以中粗火针快速点刺，不留针，根据针刺部位决定针刺深度。用火针治疗本病，一是可以借助火针的温通之力，散寒通络而止痛；二是可激发局部经气，肢体局部可得到荣养，减轻或消除疼痛。

3. 耳针疗法

处方：心、肝、肾、交感、肾上腺、皮质下、肢体相应点。

注释：每次根据情况选3~5个穴，毫针强刺激。

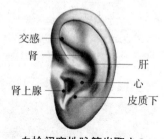

血栓闭塞性脉管炎取穴3

4. 推拿疗法

常用穴位及部位：大椎、肾俞、志室、风府、承扶、昆仑、伏兔、足三里、委中、承山、阳陵泉、三阴交以及背部的督脉、足太阳经。

主要手法：推法、揉法、捏法、掐法、拿法、滚法。

5. 中药熏洗

处方：麻黄、桂枝各10克，细辛5克，川椒、牛膝、红花各10克，丹参30克，伸筋草20克，乳香、没药各6克。

注释：早中期患者可配合相关的中药熏洗及中药外敷，可有一定的疗效。将上药煎汤趁热熏洗患肢，每日1次。但有静息痛明显者，在熏洗时，药汤不宜过热，以免加重局部缺血。

6. 外敷疗法

湿性坏疽，可外敷生肌止痛膏祛腐生新。

干性坏疽，可外敷黄酊湿敷活血止痛。

五、按语

本病在祖国医学中记述甚早，在《内经》中已有相关记述，如《灵枢·痈疽》中载有："发于足趾，名脱疽，其状赤黑，死不治；不赤黑，不死。治之不衰，急斩之，不则死矣。"这些叙述就是对本病言简意赅的总结。由此可见，中医学对本病已积累了丰富的经验，临床治疗若能针药并用，则能取得满意的疗效。

笔者在临床中曾以针灸为主法治疗数例相关患者，疗效满意。在治疗过程中和病情控制后绝对禁止吸烟，少食辛辣之品，避免外伤破损，平时注意清洁卫生，注意防寒保暖，积极防治足癣。若静息痛明显者，忌温水浸泡，以免加重局部缺血；发病后要注意休息，不可过度疲劳，节制性生活。在生活中调畅情绪，树立战胜疾病的信心。

六、临床验案

病例：

白某，男，34岁。右足及小腿酸胀疼痛，伴间歇性跛行2年余。患者于2年前冬季渐出现右足疼痛、麻木、足趾发凉，当遇冷时足部皮肤苍白。夜间休息时疼痛加重，并渐出现跛行。曾到多家医院就诊，诊为脉管炎，经治疗效欠佳，且有加重之趋势。检查：右足肤色红紫，足背动脉搏动微弱，右蹞指肿胀，色暗紫。右小腿腓肠肌萎缩，跛足行走。舌质淡，苔腻微黄，脉细弦。诊为：血栓闭塞性脉管炎。

治疗：

（1）刺血治疗

处方：委中、解溪、太冲、关元俞。

操作：每次出血量在50~70毫升，每10日刺血治疗1次，共刺血3次。

（2）火针疗法

处方：气冲、足五里、血海、足三里、条口、解溪。

操作：用上述穴位点刺，每3日治疗1次，共治疗8次。

（3）毫针治疗

处方：秩边、足三里、血海、承山、解溪。

操作：以上述穴位为主穴，根据变化情况适当调配相关穴位，隔日1次治疗，共治疗20次。

上述3种方法相结合治疗，诸症消失，临床痊愈。

第二十三节　多发性神经炎

一、概述

多发性神经炎又称周围神经炎或末梢神经炎。是由于感染后变态反应、中毒、代谢或内分泌功能失调、营养障碍、结缔组织病变等因素引起的周围神经的对称性损害。主要表现为四肢远端对称性感觉运动和自主神经功能障碍。任何年龄均可发病，尤以青壮年为多。

根据临床表现的不同，本病属于中医"痿证"、"痹证"范畴。中医学认为本病的发生为风寒湿邪乘虚侵入体内，流窜经络；或有脏腑瘀热，灼伤津液，或因湿热阻于阳明，胃津不足，致使皮毛、肌肉、筋骨无以所养而病。

本病病因非常复杂，因不同的病因其预后相差很大，故针刺治疗时应配合病因施治尤为重要。

二、病因病机

病因： 脾胃损伤，饮食毒物所伤，邪热内侵。

病机： 筋脉损伤致气血瘀滞，筋脉失于滋养。

病位： 四肢末端经脉。

三、临床表现

多发性神经炎病因复杂，临床表现为不同的病因表现出各种不同的症状，但其主要的临床症状有共同的特征。一般表现为四肢远端对称性的感觉、运动及自主神经功能障碍，感觉障碍多为肢体远端的麻木、刺痛、烧灼感。部分患者可仅有上肢或仅有下肢的发病，常有感觉异常或感觉过敏，进而可有痛、温触觉的减退。部分患者的感觉异常局限在肢端，常呈手套和短袜型分布。病变区常有压痛。运动障碍表现为轻重不等的肢体远端肌力减退，严重时可影响肢体近端。肌张力减低，腱反射减低或消失。可出现肌肉萎缩，重时上、下肢肌肉均有明显萎缩，并出现腕、足下垂。肢体远端皮肤光滑菲薄或干燥起裂，指、趾甲松脆，出汗过多或无汗等神经营养障碍。

临床可以借助相关的辅助检查，常用的有肌电图、神经传导速度检查和神经活检。

四、临床治疗集验

（一）基本治疗

处方：

上肢： 曲池、手三里、外关、合谷、阳池、八邪。

下肢： 足三里、阳陵泉、悬钟、解溪、八风。

配穴： 肺胃热盛配尺泽、内庭；湿热盛者配阴陵泉、三阴交；脾胃虚弱配中脘、公孙。

注释： 足三里、阳陵泉、曲池、手三里均深刺，用提插捻转手法，使针感向末端放射；八邪、八风针刺0.3~0.5寸，用捻转手法；悬钟、外关透刺至对侧皮下，使用捻转手法。

本病属于中医"痿证"范围，根据"治痿独取阳明"之原则，故以手足阳明经的穴位为主。配三焦经的外关、阳池，以理气通经；八会之筋会阳陵泉舒筋通络；八邪、八风乃以局部穴为用，调理局部之气血。

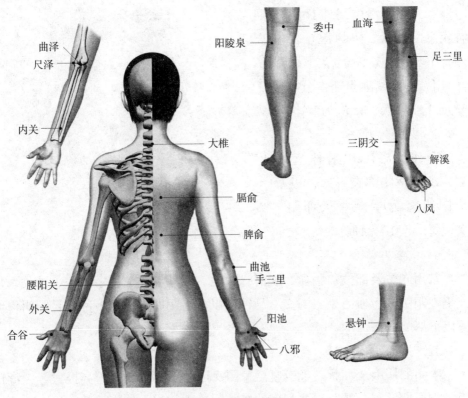

多发性神经炎取穴1

（二）其他疗法

1. 刺血疗法

处方：大椎、曲泽、腰阳关、委中。

配穴：上肢配尺泽、阳池、八邪。下肢配足三里、腰阳关、委中。

注释：双侧取穴，穴位周围瘀络点刺，每次总出血量控制在30~100毫升，若能拔罐的穴区加拔火罐10分钟，根据体质与出血量每10~20日刺血治疗1次。

刺血治疗本病则有通经活络、活血化瘀之效，使经脉通畅、气血复常，症状自消。

2. 腹针疗法

处方：引气归元（中脘、下脘、气海、关元），腹四关（双滑肉门、双外陵）。

配穴：上肢疾患配商曲，上风湿点（位于滑肉门外5分，上5分），上风

湿外点（位于滑肉门外1寸）。下
肢疾患配气旁；下风湿点（位于
外陵下5分，外5分），下风湿下
点（位于下风湿点下5分，外5
分）。每日1次，15次为1个疗程。

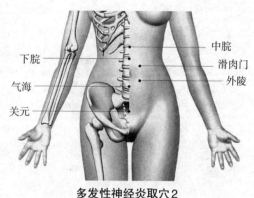

多发性神经炎取穴2

3. 皮肤针疗法

操作方法：以肢体远端为
主，配合背腰部夹脊穴，以及手
足阳明经为主。每天叩打1~2
次，每次5~10分钟。

4. 推拿疗法

常用穴位及部位：膈俞、脾俞、曲池、曲泽、手三里、内关、外关、足
三里、阳陵泉、血海、三阴交、悬钟，以及手阳明经肘以下部、足阳明胃经
膝以下部。

五、按语

本病的病因及症状表现较复杂，因病因的不同，预后差异极大。中毒性
患者如早期发现，及时采取相应的措施阻止毒物进入体内，并使用有效的解
毒剂，症状一般在数周内消失。营养缺乏及代谢障碍引起者，应积极治疗原
发病，随着原发病的控制而症状减轻。某些肿瘤并发的多发性神经炎，可因
原发肿瘤切除或抑制而缓解。轴突变性较重时，常需数月至1年甚至更久。
若当一些原发病不能得到有效的控制，或中毒原因不祛除，预后欠佳。

在治疗时除了重视病因治疗，对于日常护理也非常重要。饮食易于消化
并富有营养。注意瘫痪患者的翻身以防止产生褥疮。瘫痪肢体应进行被动运
动，使各关节保持充分的活动度，防止挛缩和畸形，促进神经功能早日恢
复。对病变广泛、进展较快的患者应警惕发生呼吸机麻痹的可能，避免危险
性的发生。

如果能够有效地针对病因处理，再结合针刺治疗，通过临床治疗效果来
看，疗效多数较为满意。对本病的针刺治疗运用尚待进一步地研究与推广。

六、临床验案

病例：

杨某，男，38岁。患者1个月前因胃溃疡服用呋喃唑酮过量后出现手足

麻木，有蚁行感，呈手套和袜型分布感觉障碍，双手不能负重，双足不敢着地。曾在多家医院就诊，诊断为多发性神经炎。检查：四肢肌张力减退，肌肉无萎缩，手、足肤色发绀肿胀明显，皮下静脉扩张并呈青蓝色。肌电图示：神经根病变。

治疗：

（1）刺血治疗

处方：曲泽、委中、足三里及手足末端（交替用穴）。

操作：用上述穴位刺血，第1次出血60毫升左右，分别于第10日、20日后行第2次及第3次刺血，出血量50毫升左右。

（2）毫针治疗

处方：足三里、阳陵泉、悬钟、内关、外关、曲池、合谷、解溪。

操作：用上穴为主穴，根据情况有时适当调整穴位。隔日1次治疗，共治疗24次而愈。

第二十四节　风湿性关节炎

一、概述

风湿性关节炎是风湿热的一种表现，是一种与A组溶血性链球菌感染有关的变态反应性疾病，病变主要累及全身结缔组织，最常侵犯心脏、关节和血管。但链球菌并不是直接引起风湿病原体，而仅是使机体发生变态反应的根源，中枢神经系统的功能障碍，寒冷、潮湿等均可促使发生本病。

发病季节以寒冬、早春居多，以寒冷潮湿地区发病为多。现在因生活水平的提高，抗生素的广泛应用，急性风湿热已较少见，但风湿性关节炎发病依然较高。本病任何年龄均可发生，但以儿童、青中年发病为多。风湿性关节炎属于中医的"痹证"范畴，是针灸临床常见病种，并且也是针灸治疗的优势病种。

二、病因病机

病因：素体虚弱，腠理空疏，卫外不固，邪气乘虚入侵。

病机：风寒湿邪浸淫肌肤，流注经络，内着关节而致。

病位：机体各关节（尤其是大关节部位）筋脉。

三、临床表现

本病主要表现为游走性多关节的疼痛为主。尤其是急性期症状表现突出。急性期患者呈多发性、游走性关节疼痛，以膝、踝、肩、腕、肘等大关节多见，可伴有红肿热痛等关节症状。急性期血沉增高，抗"O"常在500单位以上，抗链激酶常增高（80单位以上）。X线片多无明显改变。急性期可见白细胞增高。

四、临床治疗集验

（一）基本治疗

处方： 曲池、外关、足三里、阳陵泉、阴陵泉。

配穴： 主要根据疼痛部位局部选穴。如肩背痛常配肩髃、肩井、大椎；肘关节痛配手三里、尺泽、天井等；腕关节痛常配阳溪、阳池等；髋关节痛常配环跳、承扶等；膝关节痛常配内外膝眼、鹤顶、膝阳关等；踝关节痛常配昆仑、申脉、解溪等。

注释： 一般先针主穴，后针配穴，局部穴位常加用灸法，每次留针30~45分钟，每10分钟行针1次，每日1次，10次为1个疗程。每疗程间休息2~3天。

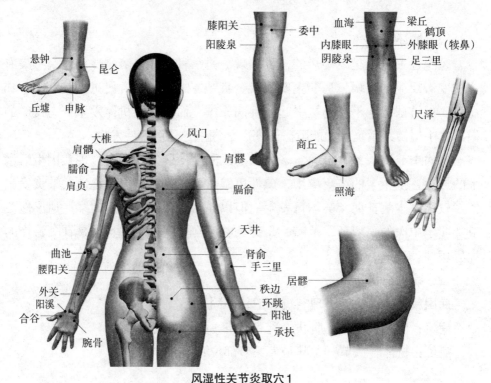

风湿性关节炎取穴1

（二）其他疗法

1. 刺血疗法

处方：大椎、尺泽、委中、阿是穴。

注释：主要以穴位周围的瘀络点刺放血，血止后加拔火罐，一般出血在50~100毫升之间。在急性期根据病情发展状况和刺血量的多少4~7天刺血1次，病情缓解后可15日治疗1次。针刺放血以"通其经脉，调其气血"，使气血运行通畅，以达通则不痛的目的，而收到良好的效果。

2. 火针疗法

处方：阿是穴。

注释：选择关节部位的痛点，根据针刺部位决定针刺深度，速进速出，一般每周治疗2次。

风湿性关节炎，中医学称为"痹证"。《素问》中言："所谓痹者，各以其时，重感于风寒湿之气也。""风寒湿三气杂至，合而为痹。"用火针针之，有祛风、散寒、除湿、引热的作用，以达到驱邪外出、扶正固本之效。体现了"寒则温之，闭之通之"之治疗原则。

3. 腹针疗法

处方：腹四关（左右滑肉门、外陵）、大横（左右）、上风湿点（滑肉门穴的外5分、上5分处）、下风湿点（外陵穴的外5分、下5分处）。

注释：每次留针30分钟，每日治疗1次，一般10次为1个疗程。

4. 蜂针疗法

处方：肩部取肩髃、肩髎、臑俞；腕部取阳池、外关、阳溪、腕骨；肘部取曲池、合谷、天井、外关、尺泽；髋部取环跳、居髎、悬钟；股部取秩边、承扶、阳陵泉；膝部取犊鼻、梁丘、阳陵泉、膝阳关；踝部取申脉、照海、昆仑、丘墟；着痹加足三里、阴陵泉、商丘；行痹加膈俞、风门、血海；痛痹加肾俞、关元。

每次选取疼痛部位及周围3~5个穴，用蜂蛰。7次为1个疗程。

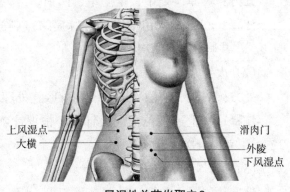

上风湿点
大横
滑肉门
外陵
下风湿点

风湿性关节炎取穴2

5. 基本推拿治疗

常用穴位及部位：肩髃、肩贞、肩髎、曲池、手三里、合谷，以及肩部、腕部、肘部、大腿前部及内外侧部、膝踝部。

主要手法：推法、滚法、捏拿法、捻揉法、摇肩法、搓法、擦法等。

五、按语

风湿性关节炎属于祖国医学中痹证的范畴。《素问·痹论篇》载："风寒湿三气杂至，合而为痹也。"本病多因阳气虚弱，卫外功能降低，被风寒湿邪侵袭皮肉筋骨，病邪留滞、闭阻经络，气血运行受阻而发为本病。

应当注意的是急性风湿热是风湿病的主要表现形式，急性风湿热多属热痹，此时应当以清热消肿为主；风湿性关节炎则应根据患者的具体表现分清主证。风痹者宜疏风通络；寒痹者宜温经散寒；湿痹者宜健脾祛湿为主。在治疗时应当注意正确的分辨病情处于的病程阶段，施以合理对症的处理。

本病的发生主要因素为A组溶血性链球菌感染，因此积极防止呼吸道感染，加强体育锻炼非常重要。经治疗后的患者要正确地预防复发的可能性。

六、临床验案

病例：

田某，女，32岁。患者于双膝关节、右肩关节及肘关节酸痛半年。肘关节屈伸不利，肩关节不能抬高和前后摆动，双侧膝关节活动疼痛，双膝眼压痛明显，疼痛随天气变化而加重。曾于某院诊断为风湿性关节炎，给予相应的治疗，效不佳，故来诊。

治疗：

（1）刺血治疗

处方：尺泽、委中、足三里、鹤顶。

注释：在上述穴位周围的静脉瘀络点刺放血，血止后加拔火罐，每3~5日1次，共刺血治疗3次。

（2）火针治疗

处方：肩髃、肩髎、曲池、内膝眼、外膝眼。

注释：在上述穴位常规火针刺，根据针刺部位决定针刺深度，每周治疗2次，共治疗4次。

（3）毫针疗法

处方：肩髃、曲池、外关、足三里、阳陵泉、阴陵泉。

注释：每日治疗1次，每次30分钟。连续治疗12次症状消失。

第二十五节　类风湿性关节炎

一、概述

类风湿性关节炎又称风湿样关节炎，是一种以关节滑膜为特征的慢性自身免疫性疾病。滑膜炎持久反复发作，导致关节内软骨和骨的破坏，关节肿胀、疼痛、功能障碍，严重者可致残废。本病可发生于任何年龄，我国人群发病率约为0.3%，以女性发病率高，是男性的3倍。

类风湿性关节炎属于中医"历节风"、"痛痹"之范畴。类似的记载早在《内经》中已有记述，《素问·痹论》中云："所谓痹者，各以其时，重感于风寒湿之气也。"指出了风寒湿邪是本病的病因。

现代医学在目前尚难以有效地解决，属于顽固性疑难之疾，在临床治疗时需要多种方法相互为用，以提高临床治疗疗效。针灸是非药物治疗最为满意的一种方法，若能正确施治，可取得显著的疗效。

二、病因病机

病因：素体虚弱，风寒湿之邪乘虚入侵。

病机：外邪闭阻关节肌肉经络，使气血痹阻不通。

病位：肢体各关节部位。尤其是小关节。

三、临床表现

类风湿性关节炎病变部位常从手、足部小关节起病，早期受累关节出现疼痛、肿胀、关节压痛、活动受限，以后渐发展为对称性多关节炎。以晨起为剧，这一现象被称为晨僵感，随着活动会逐渐缓解。有少数患者可突然发病，先从大关节肿胀起始，然后再波及小关节。病程可呈发作与缓解交替进行，关节的受累从四肢远端至近端发展，近端指间关节可呈菱形肿大。随着病情的发展可累及颈椎关节、下颌关节、胸胁关节肿胀疼痛。本病的确诊常需配合相关的实验室检查。

类风湿因子实验阳性反应（滴度>1∶30）。约80%的患者类风湿因子出现阳性，但类风湿因子阳性也并不仅见类风湿性关节炎。

抗"O"、血沉可以升高。血清免疫球蛋白升高率为50%~60%，一般为IgG和IgM升高。

X线片可有关节骨质疏松、骨质侵蚀破坏、关节腔狭窄等改变。

四、临床治疗集验

（一）基本治疗

处方： 大椎、中脘、气海、足三里、阳陵泉、血海、悬钟、三阴交、外关、曲池、合谷、五虎穴及相应关节局部穴位。

配穴： 寒湿凝滞、脾肾阳虚证配关元、脾俞、肾俞；痰凝互结实证配膈俞、丰隆；肝肾阴虚配肝俞、肾俞、太溪、曲泉；湿气重者配阴陵泉。

注释： 本病虽然表现在肢体关节的疼痛，但致病的根本因素在于机体本身抵抗力低下而引发，与整个机体功能状态有着密切的关系，因此调整整个机体的功能状态是治疗本病的着眼点。上述处方的核心思想有整体性治疗作用，也就是从治本思想组方。再配合"以痛为输"的治疗原则，即在病变关节的局部或邻近部位取穴以疏局部之气血。二者相结合，达标本兼治之功。

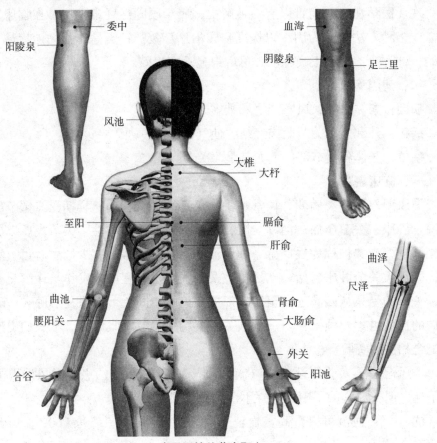

类风湿性关节炎取穴1

　　因为本病累及全身的部位较多，病情顽固，所以，穴位相对较多，在临证时应据患者的自身身体状况以及就诊时的病情状态组方选穴，以达精穴疏针、疗效可靠的治疗效果。

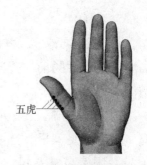

五虎

类风湿性关节炎取穴2

（二）其他疗法

1. 刺血疗法

处方： 委中、足三里、曲泽、大椎、膈俞、腰阳关。

配穴： 踝关节痛配中封、丘墟；足背肿痛配太冲、陷谷；足趾疼痛配八风；膝关节肿痛配内、外膝眼；膝上肿痛配梁丘；膝内侧痛配阴陵泉；膝外侧肿痛配阳陵泉；髋关节肿痛配秩边、髀关；腕关节肿痛配阳溪、阳池；肘外侧痛配曲池；肘内侧痛配少海；肩关节肿痛配肩髃、肩髎；掌指关节肿痛配八邪。

操作： 一般10~15日治疗1次，若体质虚弱、出血量多、病情稳定者可20天治疗1次。因本病顽固难愈，故刺血点较多、刺血量较多、刺血次数也多，但要控制好出血量，每次出血量要根据患者体质强弱、病情的轻重、治疗的次数和治疗的反应情况而定。

2. 火针疗法

处方： 大椎、至阳、腰阳关、中脘、关元、气海、阿是穴（各部位压痛点）。

注释： 首先在上述各固定穴位处火针，选用中粗火针每穴点刺一下，每周治疗1次。然后再在各部位的压痛点取穴。根据操作部位选择合适的针具，采用速刺法，点刺不留针，疼痛严重的部位可刺3~5下，针刺深度根据穴位所处的部位而定。在针刺时要避开大血管、肌腱、韧带。一般每周1~2次。火针点刺，使凝滞的寒邪得散，气血经络得通，疼痛自止。

3. 小针刀疗法

操作： 四周各关节周围有肿痛点，均可用小针刀治疗，用小针刀沿肌腱、神经、血管平行进针，避开神经、血管，进行纵行和横行松解剥离可止痛，并能使关节活动有改善作用。

4. 艾灸疗法

注释： 根据患者的具体病情与选择的治疗方法，配合不同的艾灸法，可用悬灸、直接灸、发泡灸、隔姜灸或温针灸等。

5. 埋线疗法

处方：风池、大杼、肝俞、肾俞、大肠俞。每次根据情况选用2~4穴。

配穴：中脘、关元、气海、合谷、足三里、环跳、阴陵泉、阳陵泉、八风、八邪。根据情况每次选1~3穴。一般10~15日1次，5~10次为1个疗程。

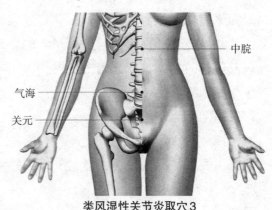

类风湿性关节炎取穴3

6. 天灸疗法

处方：阿是穴。

配穴：行痹配膈俞、血海；着痹配阴陵泉、足三里；痛痹配肾俞、腰阳关。

方药：常用的有毛茛姜灸、斑蝥灸、透骨草灸、白芥子灸、威灵仙灸等。

7. 长蛇灸疗法

注释：具体用法见强直性脊柱炎章节。

由于本病顽固难愈，在临床常需要几种方法联合运用。在临床治疗时不仅是上述这些方法，还常用到的有电针疗法、耳针疗法、红外线、超短波、低频磁疗、蜡疗、熏蒸等多种方法，根据病患实际情况灵活运用。

五、按语

类风湿性关节炎属于祖国医学中痹病的范畴。《素问·痹论篇》载曰："风、寒、湿三气杂至，合而为痹也。其风气胜者为行痹，寒气胜者为痛痹，湿气胜者为着痹也。"由此可见，本病是因风寒湿邪入侵机体，致使经脉瘀滞所造成。

本病在西医学中尚无有效的理想方法，所用之药副作用极大，疗效也尚难以肯定，故西药治疗难以被患者接受。在祖国医学中，针灸治疗记载颇多，并积累了丰富的经验。如《医学心悟》中言："治行痹者，散风而兼补血，所谓治风先治血，血行风自灭也。""治寒痹者，散寒而兼补火，所谓寒则凝滞，热则流通，痛则不通，通则不痛也。""治着痹者燥湿而兼补脾，盖火旺则能胜湿，气足自无顽麻也。"由此指出了对本病的治则，可以刺血、火针、艾灸等多种疗法的施治，指导了本病的正确治疗。

针灸结合其他相关疗法，能够有效地控制病情发展，可以获得较佳的治疗效果。但在针刺治疗时一定重视整体性治疗，绝不可仅着眼于患处，否则难以获取根本的治疗效果。在治疗时，以整体选穴为主，与局部取穴相结合的原则，最终可获得满意的疗效。

六、临床验案

病例：

张某，女，47岁，周身关节疼痛6年余。患者6年前因大汗后被雨水浸透全身，2周后出现了某些关节疼痛，未在意，疼痛越来越重，经治疗后疼痛时轻时重。半年后指（趾）关节、腕关节、踝关节、膝关节均出现肿痛，行动困难。就诊于多家医疗机构，均诊为类风湿性关节炎，治疗乏效，病情越来越重，经人介绍来诊。

治疗：

（1）刺血治疗

处方： 大椎、膈俞、腰阳关、足三里、委中、曲泽、阴陵泉及各肿痛关节。

操作： 以上述穴位刺血治疗，使总出血量在100毫升左右。于15日后行第2次治疗。

处方： 腰阳关、膈俞、曲泽及各肿痛关节。

操作： 总出血量约80毫升。于20日后行第3次治疗。

处方： 委中、尺泽、阳池及各肿痛关节部位。出血量约100毫升。以后又刺血治疗2次。

（2）火针治疗

处方： 中脘、大椎、至阳、腰阳关、曲池、合谷、八风、八邪及各肿痛点。

操作： 每3~5日治疗1次，共治疗20次。

（3）艾灸疗法

处方： 中脘、气海、足三里、命门。

操作： 以上诸穴均施以温针灸，每穴3厘米长的艾炷3壮，隔日1次，共灸治30次。

（4）毫针治疗

处方：中脘、气海、脾俞、大椎、曲池、外关、合谷、足三里、阳陵泉、阴陵泉、悬钟、解溪、五虎穴。

操作：用以上穴位为治疗之主穴，在临床治疗时根据患者的病情具体变化及时加减相关穴位。共针刺治疗40余次。

通过以上方法的联合治疗，各症状均消失，随访3年情况良好，无其他不适。

第二十六节　雷诺综合征

一、概述

雷诺综合征以往被称为雷诺病和雷诺现象，是血管神经功能紊乱所引起的肢端小动脉痉挛性疾病。以阵发性四肢肢端（主要是手指）对称的间歇发白、发绀和潮红为其临床特点，常为情绪激动或受寒冷所致。因本病于1862年雷诺氏首先描述此病的一个临床特征，故被称为雷诺综合征或雷诺氏综合征。

以往发病率低，目前本病较以往明显增多，多发于女性，尤其是神经过敏者，男女比例为1：10。发病年龄多在20~40岁之间。在寒冷季节及情绪激动时发作加重。

中医认为，本病的发生为气血失和之征。寒邪客于脉中，致使气血凝滞，血脉进行不畅，瘀滞不行，手指失于濡养发为本病。属于中医"四肢逆冷"范围。

西医治疗本病多以扩血管药物用之，但难以达到有效治疗。针刺对本病可收到良好的疗效，是值得深入研究与推广运用的一种方法。

二、病因病机

病因：素体阳虚、阳气不足，感受寒邪致营卫不和，气血运行不畅，四末失于温阳。

病机：气血不足，寒凝脉络，四末失养。

病位：四肢末端筋脉。

三、临床表现

本病起病缓慢，一般在受寒冷后，尤其是手指接触低温后发作，故以冬季明显。发作时手指肤色发白，继而发绀，首先从指尖开始，以后波及整个手指，甚至手掌。伴有局部冷、麻、针刺样疼痛或其他异常感觉。受累手指往往两手对称，小指和无名指常最先受累，以后可逐渐波及其他手指，拇指较少累及，下肢发病更较少累及。在发作间歇期，除手足有寒冷感外多无其他症状。

临床多以相关激发试验明确诊断。冷水试验（将指或趾浸于4℃左右的冷水1分钟，可激发发作）阳性。握拳试验（两手握拳1分半钟后，在弯曲状态下松开手指，也可出现相关症状表现）阳性。也可将手浸泡在10~15℃水中，全身暴露于寒冷的环境中更易激发相关症状出现。

四、临床治疗集验

（一）基本治疗

处方：极泉、手三里、足三里、外关、合谷、阳池。

配方：上肢患者加手指井穴；下肢患肢加下肢井穴；体虚加关元、气海；血虚加血海；肝郁气滞加太冲。

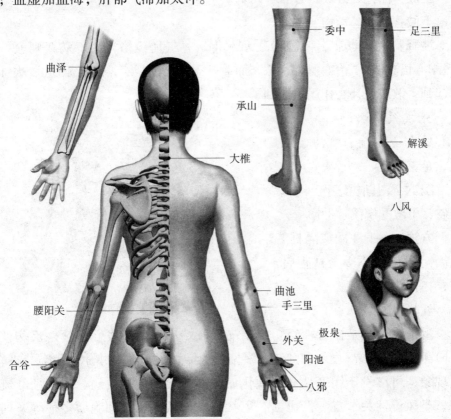

雷诺综合征取穴1

注释： 本病多发于上肢，故临症取穴多以上肢穴位为常用。诸穴合用能较快地改善患肢血液循环，调整病变部位之气血。若能够加用灸法，可明显提高临床疗效。

（二）其他疗法

1. 刺血疗法

处方： 大椎、腰阳关、曲泽、委中。

配穴： 上肢配八邪、上肢的井穴；下肢病变配八风、下肢井穴。

注释： 于穴位处瘀络点刺出血，一般出血量在50~100毫升。

刺血能使瘀祛血脉通畅，加速血液循环，改善血流运行，恢复正常的血运。

2. 火针疗法

处方：

上肢： 曲池、外关、合谷、八邪。

下肢： 委中、承山、解溪、八风。

注释： 火针点刺，使凝滞之寒邪得散，气血经络得通，病变则愈。在《医学心悟》曰："治寒痹者，散寒而兼补火，寒则凝滞，热则流通。"火针点刺起到了散寒温补之作用，达到了应有的目的。

3. 艾灸疗法

处方： 中脘、气海、阳池、足三里。

配穴： 上肢配手三里、合谷；下肢配解溪、冲阳。

方法： 每日1次或隔日1次，可以施以隔姜灸或温针灸，15次为1个疗程。

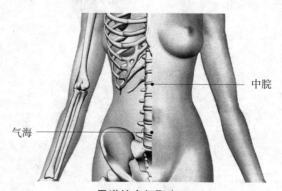

雷诺综合征取穴2

五、按语

雷诺综合征是血管神经功能紊乱致肢端小动脉阵发性痉挛性疾病，指（趾）间歇性苍白、发绀和潮红，多见于青年女性。若有明确病因者，称雷诺氏现象，可继发于闭塞性动脉硬化症、动脉栓塞、硬皮病、系统性红斑狼疮、类风湿性关节炎、低血糖、甲状腺功能减退、红细胞增多症等系列疾病，这一类继发性病变在治疗时应针对原发病。若病因不明称为雷诺氏病，常因情绪激动或受寒冷所诱发，本病针灸治疗多能收到良好疗效，尤其是火针与艾灸疗法作用更佳，可谓是有效的对症治疗。在治疗时应注意防寒保暖，避免接触冷水或裸露在寒冷的环境，并要调适情绪，避免过度紧张或思想忧虑。禁止吸烟。在日常要保持手、足皮肤清洁，避免外伤。

六、临床验案

病例：

陈某，女，45岁。患者3年前无明显诱因出现感寒后双手指变苍白、青紫，伴麻木、发凉。每逢冬季发作，夏季即见缓解。曾到多家医院就诊治疗，诊为雷诺综合征，口服中西药物治疗，效不减轻，近半年症状有加重趋势。双手指每遇冷水、凉风和情绪激动时即变为苍白、紫色，双手掌肿胀疼痛，功能活动受限，影响日常生活和劳动。

（1）刺血疗法

处方：曲泽、大椎、八邪。

操作：用以上穴位分别点刺出血，使出血量在50毫升左右，根据情况间隔7~15日刺血治疗1次，共点刺放血治疗4次。

（2）火针疗法

处方：曲池、阳池、合谷、八邪。

操作：用以上穴位火针点刺，每3日治疗1次，用火针治疗9次。

（3）毫针疗法

处方：极泉、手三里、外关、合谷、足三里、太冲。

操作：隔日治疗1次，共治疗20次。

用以上方案综合处理而愈，随访2年，未复发。

第二十七节 痛风

一、概述

痛风又称高尿酸血症，是一种因嘌呤代谢异常，使尿酸累积而引起的疾病，属于关节炎的一种，被称为痛风性关节炎，又叫代谢性关节炎。属于中医"痹病"、"白虎历节"等范畴。《灵枢》称之为贼风，《素问》谓之痹，《金匮》叫历节，《血论》云："痛风，身体不仁，四肢疼痛名痛风，古曰痹证"。

痛风可分为原发性和继发性两类，原发性与家族遗传有关，继发者则常因其他疾病所引起，如血液病、肾病、肿瘤等。近些年因物质生活水平的提高，夜生活的丰富，本病有明显的增高趋势。导致体内尿酸增高的主要原因有：①机体内嘌呤物质和核酸物质分解的尿酸过多；②过多地食用含嘌呤的食物，如动物内脏、海鲜、啤酒等；③肾脏排泄的功能降低，使体内尿酸集聚。

本病西医治疗可有一定的治疗效果，但因用药时间长，副作用大而不能久用，故限制了临床的用药，增加了治疗困难，针灸对本病可有满意的疗效，值得临床推广运用。

二、病因病机

病因：湿热痰瘀之邪侵袭关节或脾肾功能失调。

病机：气血不畅，经络阻滞。

病位：肢体关节筋脉，尤其足趾关节。

三、临床表现

痛风主要表现为高尿酸血症和尿酸盐结晶沉积（痛风石）所致的急、慢性关节炎。本病男性多于女性，一般以夜间为重，主要发生于下肢，尤多发于第1跖趾关节，50%~70%的患者首见于第1跖趾关节。其他易受累的关节依次为足弓、踝、跟、膝、腕、指和肘关节。当大关节受累时可伴有关节腔积液，症状反复发作可累及多个关节。急性发作者，起病急剧、疼痛剧烈、发展迅速是本病的主要特征；慢性反复发作者可见骨质的改变，关节软骨缘破坏，关节面不规则，关节间隙狭窄，软骨下骨内或骨髓内有痛风石形成，骨质呈凿孔样缺损、边缘可见增生现象。化验血尿酸升高（男性>340微摩尔/升，女性>256微摩尔/升）。发作期血沉增快，关节液镜检示有尿酸盐结晶。

四、临床治疗集验

（一）基本治疗

处方：足三里、阴陵泉、阿是穴、五虎二、五虎三。

配穴：风湿热痹者加曲池；寒湿阻络者加用灸法；痰瘀阻滞者加丰隆；肝肾亏虚加太溪、三阴交。

操作：足三里深刺2~3寸，用透天凉手法；阴陵泉用泻法；阿是穴用扬刺法（前后左右各刺1针），也叫围刺法，施以捻转强刺激手法；余穴常规刺。

注释：足三里治疗本病有两个方面的作用原理。一是本穴在五行中属

土，是土中之土，制水作用强，
用以补土制水加速尿酸的排泄；
二是本穴为足阳明之合，足阳明
气血最充盛，用之可有效地调理
阳明之气血，调节机体代谢功
能，提高机体免疫功能；阴陵泉
有健脾祛湿第一穴之称，刺之则
能利水湿，加速人体的代谢。痛
风之因是由于嘌呤代谢异常，使
尿酸累积发为本病，所用是对症
治疗法；阿是穴治疗痛风，具有

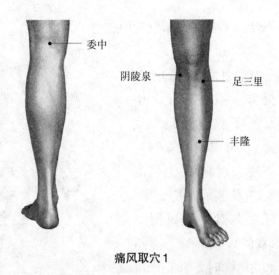

痛风取穴1

加强局部血液循环、消肿散结、舒筋活络的作
用；五虎二、五虎三是董氏穴位，五虎三专治疗
足趾病变，本病多发于各足趾，五虎二加强五虎
三之作用。

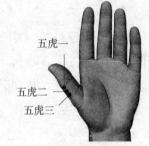

痛风取穴2

（二）其他疗法

1. **刺血疗法**

处方：阿是穴、足三里、丰隆、委中。

注释：在上述穴位区的瘀络点刺放血，用之则有较为满意的疗效。刺血
所用使邪有外出，既可泄热，又能使堆积关节的代谢废物排出体外，无论
急、慢性皆能治疗。

2. **火针疗法**

处方：阿是穴。

注释：常规消毒，选用中等粗细火针密刺法，深度根据穴位的部位而
定，速进速出。

笔者在临床中常以此法治疗本病，多能立见其效，一般在十几分钟内可
缓解疼痛，是治疗本病安全、可靠、迅捷的有效手段。

3. **浮针疗法**

操作：当疼痛于跖趾关节处时，从足背向趾部进针；足踝、足跟部疼痛
时可从小腿部向下进针，也可从足背向踝、跟部进针。

注释：浮针疗法治疗痛风对急性发作期有效，可缓解疼痛，对缓解期效

不佳。笔者在临床较少用之。

4. 腹针疗法

急性发作时的治疗

处方：引气归元（中脘、下脘、关元、气海）、滑肉门（双侧）、外陵（双侧）、上风湿点（双侧）。累及膝、踝关节者加下风湿点（双侧），累及腕、手指和肘部时，加上风湿点。

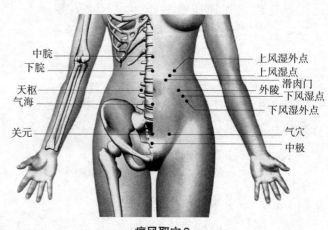

痛风取穴3

缓解期治疗处方：引气归元（中脘、下脘、气海、关元）、中极、气穴（双侧）、滑肉门（双侧）、外陵（双侧）、下风湿点（双侧）、下风湿下点（双侧）。累及腕、手指和肘部等部位时加上风湿外点（双侧）。

5. 眼针疗法

处方：上焦区，下焦区。

配穴：心区、脾区。

痛风取穴4

五、按语

本病的发生与饮食有直接的作用，因此合理的饮食具有重要的意义，避免大量进食嘌呤食物，如海鲜、啤酒、动物内脏、豆类、菠菜及发酵食物等。避免肥胖，平时多饮水以助尿酸排出。急性期应注意休息，抬高患肢，以利于血液循环，必要时可配以冷敷。平时穿鞋不宜过紧，避免足趾关节的损伤。

针灸对本病有较好的治疗作用，尤其是几种方法的联合治疗（笔者在临床治疗本病，多先刺血，再火针，后用毫针）。其效非常理想，多能达到预期的目的。西医治疗本病疗程长，药物副作用大（如急性发作期常用秋水仙碱，促进尿酸排出的丙磺舒和抑制尿酸生成的别嘌醇等治疗），患者多难以坚持用药，使得疾病反反复复，难以彻底治愈。针刺治疗本病，有极大的发展优势，值得进一步推广运用。

六、临床验案

病例：

李某，男，41岁，患者痛风发作史2年余。患者于2年前出现第1足跖趾关节疼痛，于某医院就诊检查，诊为痛风，曾口服秋水仙碱治疗，但因副作用大，未能坚持治疗，病情时轻时重。本次工作外出因饮食不当，又再次加重发作。仍感右侧第1跖趾关节疼痛严重，第2跖趾关节轻微痛，尤以夜间为重，疼痛难以入眠，痛如针刺，甚为痛苦，因担心药物副作用，故选择针刺治疗。检查：局部发热，压痛明显，舌质暗红，苔黄腻，脉弦紧。血尿酸670微摩尔/升，尿酸68微摩尔/升，类风湿因子阴性。

诊断： 痛风。

治疗：

（1）刺血疗法

处方： 阿是穴、足三里、丰隆、委中。

操作： 阿是穴梅花针叩刺，余穴周围瘀络点刺，每周2次。共治疗5次。

（2）火针疗法

处方： 阿是穴。

操作： 在阿是穴处密刺法，隔日1次治疗。共治疗8次。

（3）毫针疗法

处方： 足三里（透天凉手法）、阴陵泉（泻法）、阿是穴（扬刺法）、五虎一及五虎二。

操作： 每日治疗1次，每次留针30分钟，10次为1个疗程。

用以上方法治疗5次后疼痛基本消失，共治疗16次。长期随访未见复发。

第二十八节　格林−巴利综合征

一、概述

本病又称急性感染性多发性神经炎，或急性多发性神经根神经炎。主要病变在脊神经根和脊神经，常累及颅神经，有时也侵犯脊膜、脊髓和脑。一般认为是自身免疫性疾病。多数患者在病前1~4周有上呼吸道或消化道感染症状，也有少数患者有免疫接种史，多呈急性或亚急性起病。

近年来国内发病率明显增高，西医对急性期有较好的治疗作用，但对恢复期治疗效不佳，往往束手无策，针灸不但对急性期有治疗作用，而且对恢复期也有明显的治疗效果，值得在临床中深入研究与推广运用。本病属于中医的"痿证"范畴。中医认为本病可因热毒浸淫而致，病重则耗伤脾胃之气，病久而致肝肾亏虚。

二、病因病机

病因：感受热毒，时疫之毒，毒物所伤。

病机：气血失调，筋脉肌肉失养。

病位：筋脉肌肉。

三、临床表现

本病主要症状是肢体对称性下运动神经元性瘫痪、感觉异常。呈急性或亚急性起病，瘫痪常自下肢开始很快扩展到上肢和躯干，并可累及颅神经，可累及到上肢，有极少数患者自上肢开始。瘫痪表现为松弛性，见反射减弱或消失，一般为对称性分布。严重患者可有四肢瘫痪，肋间肌和膈肌无力，引起呼吸困难甚至呼吸麻痹。颅神经中以面神经最易受累，多为两侧周围性面肌瘫痪。其次累及软腭、声带、咽喉肌肉，可有吞咽与发音困难。可有典型的脑脊液改变，主要表现为蛋白-细胞分离现象的蛋白质含量增高，蛋白质增高在起病后第3周最明显。细胞数正常。在起始肌电图可正常，3周后可出现视神经电位。

本病半数以上的患者在1周内达高峰，90%的患者在1个月内，最长可达8周。通常在症状稳定1~4周后开始恢复。本病多数预后较好，若正确地施治可有85%的病例完全或基本恢复。死亡率为3%~4%，2%~10%的病例可有明显病残后遗症。

四、临床治疗集验

（一）基本治疗

方1：曲池、手三里、外关、合谷、足三里、阳陵泉、悬钟、解溪。

配穴：湿热蕴结配少商、尺泽、三阴交；脾胃虚弱配中脘、公孙、天枢；肝肾亏损者配太溪、太冲、肾俞、肝俞；脑神经损伤者配头颅局部穴。

方2：取麻痹水平上下相应的华佗夹脊与背俞穴。

注释：上述两组处方交替用针，急性期以泻法为主，恢复期补泻兼施，后遗症期以补为主。留针30~45分钟，每10分钟行针1次，12~15次为1个疗程，每疗程间休息2~5天。

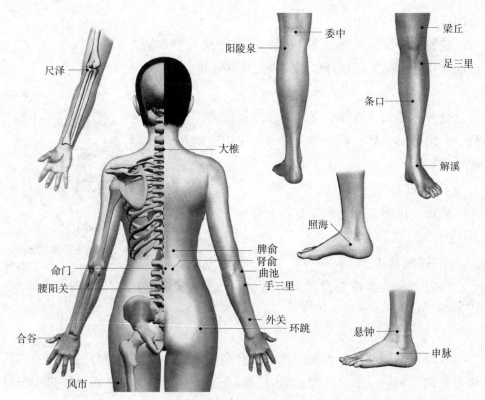

格林－巴利综合征取穴 1

第 1 组处方主要根据《素问·痿论》"治痿独取阳明"之用。本病乃因四肢痿废不用，人之四肢百骸，赖气血之濡养。阳明经多气多血，内系脾胃，乃气血生化之源，主润宗筋，主束骨而利机关也。

本病病位点在脊髓，因此第 2 组处方的穴位处于脊椎两边的相关穴位，直接调理督脉之气血，可有补肾强精、壮筋起痿的作用。

（二）其他疗法

1. 刺血疗法

处方： 大椎、命门、腰阳关、委中、尺泽。

注释： 根据患者的病程、体质、年龄以及病变情况决定刺血量，一般 10~15 日刺血 1 次。

2. 火针疗法

处方： 病变节段夹脊穴。

配穴： 上肢病变配曲池、手三里、外关；下肢病变配足三里、阳陵泉、悬钟、三阴交；气虚血瘀配膈俞、血海、中脘；肝肾亏虚配肝俞、肾俞、命门。

注释：夹脊穴用细火针点刺，用速刺法频频点刺2~3下，深0.2~0.3寸，四肢穴位用中粗火针以针刺部位决定针刺深度，每周2~3次。

3. 耳针疗法

处方：耳尖、耳轮、脊柱、患肢相应区、皮质下、内分泌、肺、肝、肾、脾等，采用针刺或埋针法。

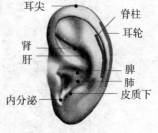

格林-巴利综合征取穴2

4. 皮肤针疗法

操作：用梅花针在病变节段夹脊穴叩刺，每2~3日治疗1次。

5. 埋线疗法

处方：病变节段夹脊穴，曲池、手三里、梁丘、足三里、条口。每2~3周治疗1次。

6. 推拿疗法

常用穴位和部位：大椎、脾俞、肾俞、曲池、手三里、环跳、髀关、伏兔、风市、阳陵泉、足三里、悬钟，以及手足阳明经、足太阳经、足少阳经循行部位。

主要手法：四肢推法、一指禅推法、拿法、按揉法、滚法、点按法。

五、按语

本病在临床中并不少见，尤其是近几年来发病率有明显的增高趋势，对于疾病恢复期，患者的运动障碍或感觉异常，西医难以有奏效的方法，针灸对这一系列相关症状有很好的治疗作用，若能正确施治，可较快地恢复正常功能。因此对本病的针刺治疗很有必要进一步深入研究，并加大推广治疗，实属必要。

本病属于中医"痿证"之范畴，痿证是针灸临床中的一个常见病种，也是一个非常优势的病种。痿证是以肢体筋脉迟缓、软弱无力，日久不能随意运动而致肌肉萎缩的一种病证。在临床中以下肢萎弱为多见，故称为"痿躄"。"痿"指肢体萎弱不用，"躄"指下肢软弱无力，不能行走之意。可见于许多相关西医中的疾病，如周围神经损伤、脑瘫、外伤性截瘫、脑血管意外、运动神经元病及本病等。

治疗痿证的思路和方法主要依据"治痿独取阳明"的法则。这是针灸治疗痿证的基本原则。这一运用理论来源于《素问·痿论》，经过上千年的临床使用，确有实际意义，其言不虚，根据这一明训，临床应以调理阳明气血为要，阳明为多气多血之经，内系脾胃，胃居中焦，是水谷精微汇集之处，为人体后天之本，气血生化之源。在治疗过程中，取阳明，资后天，也是治本求源的需要。气血生化之源，主润宗筋，主束骨而利机关也。

引起痿证的原因很多，病情复杂，病变范围一般不局限于一经一脏。所以在治疗时不仅仅局限于"治痿独取阳明"的运用，在实际临床治疗时应根据患者的具体病情结合其他相关理论。如张介宾注释《素问·痿论》中言："补者所以致气，通者所以行气……治痿当取阳明，又必察其所病之经而兼治之也。如筋痿者，取阳明、厥阴之荥俞；脉痿者取阳明、少阴之荥俞；肉痿、骨痿其治皆然。"在此是说，治疗痿证时以"独取阳明"为主，但不能拘泥于此，要兼顾到他证，否则难以达到有效的治疗，临床治疗时一定明确。

针灸治疗本病越早越好，病程越久疗效越差，所以应争取早期加用针灸疗法。在针灸治疗时，应加强患者运动功能锻炼，对其康复有重要的作用。若能早期正确施治，多数病例可恢复到正常或基本正常。

六、临床验案

病例：

高某，女，36岁，四肢瘫痪3个月。患者于3个月前接种乙肝疫苗1周后渐出现四肢麻木，后致瘫痪。与多家医院就诊，诊为格林-巴利综合征，在某省级医院治疗2个月，效果不佳，每日用大剂量的强的松维持治疗，经人介绍来诊。检查：患者不能独坐，下肢不能行走，双手不能持物，四肢肌张力减退，膝腱反射消失，双上肢肌力3级，双下肢肌力2级。四肢肌肉明显萎缩。脉沉细，舌质红，苔薄白。

治疗：

处方1：中脘、气海（加灸）、天枢、曲池、手三里、合谷、伏兔、足三里、阳陵

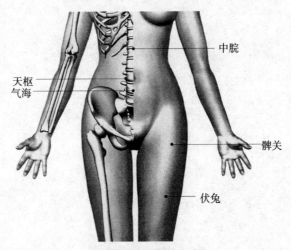

格林-巴利综合征取穴3

泉、悬钟、解溪、申脉、照海。

处方2：胸夹脊与腰夹脊。

注释：上述两组处方交替用之，每12次为1个疗程，每疗程间休息3~5天。在治疗期间，根据患者的某些症状变化调加相关穴位。共治疗4个疗程完全康复。随访2年无其他不适，一如正常。

第三章 从《内经》浅析颈肩腰腿痛的治疗

一、从病因病机论治

颈肩腰腿痛类相关疾病名称是现代医学术语，在祖国医学中被统称为痹证，这一统称相当于现代医学中的运动系统疾病之称谓。痹证是指风寒湿邪等侵犯人体，而致气血痹阻，营卫不通所引起的关节肌肉疼痛、麻木、屈伸不利，甚或关节肿大畸形为主症的一类病症，即称为痹证。痹者"闭"也，是阻塞不通的意思。《素问·痹论篇》："风寒湿三气杂至，合而为痹也。其风气胜者为行痹（风性善走，痛无定处，此起彼伏，有时伴寒热，苔薄黄，脉浮）；寒气胜者为痛痹（寒性凝滞，痛有定处，疼痛剧烈，喜热恶寒，苔薄白，脉弦紧）；湿气胜者为着痹（湿性黏滞，痛有定处，肢体重着，肌肤肿胀，苔白腻，脉濡缓）。"也就是说，痹证是风寒湿邪杂合而至的结果，但是由于三者的偏胜偏衰的不同，因此在临床所表现出的症状有行痹、痛痹和着痹的区分。还有一种特殊的类型，那就是由于素体阳盛，邪郁化热，则成热痹（主要表现为关节或肌肉红、肿、热痛，痛不可触，遇冷则减，伴发热、口渴，舌红、苔黄腻，脉滑数）。相当于现代医学中的炎症类病变。并且根据感邪部位的深浅不同，又分为了皮痹、肌痹、筋痹、脉痹、骨痹和五脏痹、肠痹、胞痹等。

以上简单的论述将痹证的病因病机分析得比较清晰明了了，那么该如何对这类疾病进行治疗呢？在《灵枢·周痹》中说："刺痹者，必先切循其下之六经，视其虚实，及大络之血结而不通，及虚而脉陷空者而调之，熨而通之，其瘛坚，转引而行之。"这已将痹证的治疗说得非常透彻了。就是在针刺痹证时，应先切循其经，察其虚实，别其寒湿，根据不同的病情而提出不同的治法。根据"实则泻之""虚则补之""菀陈则除之""卜陷则灸之""其瘛坚转引而行之"。也就是说在临床治疗时，首先观察病情的虚实，以及大络有无郁结不通的部位和虚证脉络下陷的情况，然后进行或补或泻的调治，并用热熨的方法疏通气血。拘急转筋地导引其气使之畅通。

祛邪通络、通痹止痛是痹证的治疗总则。不同的痹证根据其病因施以不同的治疗方法。行痹则为风邪，《素问·骨空论篇》说"风者，百病之始也"。

《素问·风论篇》说"风者，百病之长也，致其变化，乃为他病也，无常方，然致有风气也"。临床所见风邪常与他邪相兼为害，如风寒、风热、风燥等杂合而致，尤以风寒、风热最为多见。因此在临床治疗时应当详细明辨，或一针，或数针并取，或单用针，或只用灸，或针灸并用，根据患者的具体症情而施。如属风寒者，可用风池、风门、外关，并可酌情加用灸法，以解表疏散风寒之邪；若为风热者，则可用大椎、曲池、合谷，甚或刺血，以祛风清热解表；若病情时间久，风气较盛者，根据"治风先行血，血行风自灭"的理论，可加用膈俞、血海。若伴有他证，根据兼证调配相关穴位，灵活化裁，始可应于万变。

寒胜则为痛痹。寒为阴邪，其性凝滞，所以临床表现为疼痛剧烈，称为痛痹。其特点表现为疼痛固定不移，遇热则舒，遇寒则重。《灵枢·寿夭刚柔》言："寒痹之为病也，留而不去，时痛而皮不仁……刺布衣者，以火焠之，刺大人者，以药熨之。"在此言明了治疗寒痹的方法。针刺治疗寒痹，应针灸并施，或用温针法，使经脉气血得温而通之。用药熨（中药药渣）或用火针，临床应以患者的具体体质状况、病情的轻重而决定。常取用腰阳关、申脉、外关、手三里、足三里、关元、肾俞等穴。

湿胜则为着痹。湿邪重着为阴邪，多侵犯人体的下部，常与寒邪互结，成为顽疾之症。《灵枢·四时气》言："著痹不去，久寒不已，卒取其三里。"如果湿邪久留，与寒邪为害，多难以治愈，此时可用火针治之，可用足三里扶正治本，健脾胃祛寒湿。临床治疗常针灸并用，用火针治疗是对症有效之法。常取用中脘、阴陵泉、三阴交、丰隆、太白等相关穴位。

郁久则化热，致为热痹。此型相当于现代医学中的炎症。主要表现为关节疼痛，屈伸不利，局部灼热红肿，痛不可触，可涉及单个关节或多个关节。《灵枢·寿夭刚柔》言："久痹不去身者，使其血络，尽出其血。"这是因为痹病日久不除，邪入血脉发为本病。所以在治疗时应察其血络，刺之出血，以泄热消肿。临床常取用大椎、曲池及十二井穴等。

二、颈项、肩背的治疗

颈项、肩背的病证在临床十分常见，尤其是近几年因电脑、手机等现代高科技软件的普及，颈项部疾病有明显增高的趋势，成为日常常见病，针灸临床多发病。针灸治疗颈项、肩背病疗效突出，有针之即效的作用。

颈项部主要为手足太阳之分野，当风寒之邪袭于颈项或劳损伤于颈部经筋，导致气血阻滞不通，故表现为项痛，此时则影响颈项部的活动，功能受限。《灵枢·杂病》中有："项痛不可俯仰，刺足太阳；不可以顾，刺手太阳也。"当颈项部疼痛，不能前后俯仰之动作，其病在腰背，应取足太阳膀胱经的相关腧穴（常取用束骨、昆仑、申脉）针刺，以通经活络，疏散其外邪。若当颈项部疼痛不能左右转动者，其病在肩背。手太阳之脉绕肩胛交肩上，故取用手太阳小肠经相关腧穴（常取用后溪、腕骨、养老、支正）针刺，以驱邪，通经络、和气血。这是循经远部取穴的运用，笔者在临床治疗这类相关疾病，常以本法治疗而获佳效

《素问·骨空论篇》有："失枕在肩上横骨间。"落枕后可取用肩上的相关腧穴（常取用大椎、肩井、巨骨、大杼）针刺，这是局部取穴的运用。但在临床治疗时，常远部穴位与局部穴位配合运用，可有很好的临床疗效。施术时，先取远部穴位，让患者颈部做被动活动，其症状可立即缓解，再根据患者的具体疗效结果配以局部相关腧穴。也可以在局部穴位点刺出血，加拔火罐。

肩背部主要经脉是足太阳经所过，《灵枢·经脉》中言"其直者，从巅入络脑，还出别下项，循肩膊内……""其支者，从膊内左右别下贯胛……"。故肩部所病常取用足太阳之腧穴。《素问·缪刺论篇》："邪客于足太阳之络，令人头项肩痛，刺足小趾爪甲上，与肉交者各一痏，立已。不已，刺外踝下三痏，左取右，右取左，如食顷已。"当外邪侵袭足太阳经脉，使患者出现了头项肩背部疼痛，可选择足太阳经相关穴位。这里所言是说，先取用足太阳经的井穴至阴，一般一次可愈，如果病不能痊愈再取外踝下（金门或申脉或昆仑）穴位3次，左病取右、右病取左的缪刺法刺之，以疏足太阳经脉，行气活血，而祛除外邪。

三、腰痛病的治疗

腰部为人体的杠杆和枢纽。《金匮翼》曰："盖腰者，一身之要，屈伸俯仰，无不由之。"可见腰在身体各部位运动时起枢纽的作用，为日常生活和劳动中活动极频繁的部位，故腰部的肌肉、筋膜、韧带、小关节突、椎间盘等易出现受损的现象，从而出现腰痛症状。因此，腰痛在临床上为常见病。腰痛的发病率与年龄密切相关，当年龄在30岁以后会逐渐增高，主要发病年龄多集中在40~55岁之间。

有以上可知腰痛的原因比较复杂，发生的疾病较多，在临床治疗时主要从以下3个方面着手即可达到有效的治疗目的。

1. 刺血治疗

腰痛主要原因是不通则痛，风寒湿邪、外伤、劳损等原因所致经脉痹阻，治疗应当泻除壅滞，畅通血脉。根据"菀陈则除之"的理论常以刺血而用。

《素问·刺腰痛篇》曰："足太阳脉令人腰痛，引项脊尻，背如重状，刺其郄中，太阳正经出血，春无见血。"本条所言是外邪侵入足太阳膀胱经，可用本经的合穴委中刺出血，以清泻足太阳经的实邪。《四总穴歌》载"腰背委中求"就是指此而言的。因足太阳经脉"从腰中，下挟脊，贯臀，入腘中"。足太阳之正别入于腘中，故腰背疾患常取委中刺血治疗，是腰痛刺血最主要的部位。在这一篇章中曾提出了多个刺血点治疗不同的腰痛。如"少阳令人腰痛……刺少阳成骨之端出血""解脉令人腰痛……郄外廉之横脉出血""阳明令人腰痛……刺阳明于骭前三痏，上下和之出血""会阴之脉令人腰痛……在跻上郄下五寸横居，视其盛者出血"等，由此可见，《内经》中十分重视用刺血治疗腰痛。刺血治疗腰痛仍是目前常用重要方法之一，应当重视。笔者在临床多于毫针相合而用，常以委中和阿是点为常用的刺血点。

2. 根据病性选穴组方

引发腰痛的原因甚多，虚实寒热皆有，须厘清病因，辨好病性，在临床治疗时根据腰痛的病邪性质选用不同的腧穴及刺灸方法，是获取疗效的重要因素。在《内经》中就有许多关于这一运用的相关论述。《灵枢·杂病》篇有："腰痛，痛上寒，取足太阳阳明。痛上热，取足厥阴。不可以俯仰，取足少阳。中热而喘，取足少阴、腘中血络。"这一条所言，腰部疼痛，同时伴有身体上部寒冷的，应取足太阳膀胱经及足阳明胃经的穴位进行治疗。疼痛部位热的，取足厥阴肝经的穴位针刺。不能前后俯仰的，取足少阳胆经的穴位针刺。腰痛而内热气喘的，取足少阴肾经的相关穴位针刺，并刺足太阳膀胱经委中的血络出血。《灵枢·经脉篇》有"足少阴之别，名曰大钟……虚则腰痛，取之所别也"。这就是根据不同的病性针对性地处理，根据病情的虚实选择相关的穴位。

导致腰痛的病因主要由于肾虚、血瘀或风寒湿邪袭于经络所致，特别是与肾的关系最为密切，所以说"腰为肾之府"。若禀赋不足、久病体虚或房劳过度，以致肾精亏损，不能濡养筋脉而致腰痛，或因跌仆闪挫、损伤筋脉，以致气滞血瘀，"不通则痛"，而致腰痛。一般地说，有风寒湿邪、血瘀所致者多实；由肾虚而致者为虚。

以上所述，可以明确在治疗腰痛时应选择针对性的处理。若有外邪所致者，宜祛邪通络；若由肾虚亏损而致者，宜补肾益精；若有血瘀而致者，可活血化瘀、通经活络，经络通畅，疼痛即愈。

3. 辨位归经

根据腰痛部位点确定病变经脉，然后循经选取相关的穴位。这是针灸所具有的特色，也是针灸治病最基本的方法。这一相关运用在《内经》治疗腰痛病中多有记述，《素问·刺腰痛篇》载"厥阴之脉令人腰痛，腰中如张弓弩弦，刺厥阴之脉，在腨踵鱼腹之外，循之累累然，乃刺之"，"阴维之脉令人腰痛，痛上怫然肿。刺阴维之脉，脉与太阳合腨下间，去地一尺所"，"足少阴令人腰痛，痛引脊内廉，刺少阴内踝上二痏"。这些条辨的记述均为辨位归经所用。

腰痛所涉及的经脉最主要的是膀胱经和督脉，其次还有胆经、肝经。临床治疗时应根据患者的病痛部位选择相关的穴位。当疼痛部位在腰肌正中时，其病在督脉，常选取水沟、后溪或腰夹脊等穴；若病痛部位在腰肌两侧、伴膝及大腿后面，其病在膀胱经，常选取昆仑、束骨、申脉、金门、委中及腰部的背俞等穴；若腰痛部位在膀胱经3寸之外，并连及臀部，其病在胆经，常选取悬钟、阳陵泉、环跳、外关等穴；若疼痛在侧身部，并向小腹、会阴部放射，其病在肝经，常选取太冲、行间、曲泉等穴。

四、四肢病的治疗

四肢部的病变较多，包括指（趾）部、手背部、足背部、手腕关节、足踝关节、肘关节、膝关节等部位的疼痛、酸胀、麻木、痿废等各种不适及异常感觉。产生的原因非常复杂，在西医临床治疗往往难以达到预期的治疗目的，针灸治疗多奏效迅速，一般均能有效地改善或达到治愈的目的。

四肢部位病变虽多，但从中医来看，无非是痹、痿两证，或疼痛，或筋急，或关节屈伸不利。若因正气不足，营卫空虚，风寒湿等外邪乘虚而入则为痹；若由肺叶热焦，元气败伤，精气亏虚，血虚不能营养则发为"痿"。根据中医脏象学说的理论来看，脾主四肢、主肌肉，四肢关节为病与脾、肝、肾三脏有关。

《素问·缪刺论篇》载："邪客于臂掌骨之间，不可得屈，刺其踝后，先以指按之痛，乃刺之。"而本条所述，是因外邪或劳损伤及腕关节，导致不能屈伸，就可针刺腕关节后的相应部位，以寻找到最明显的压痛点以刺之，即"以痛为腧"，以疏通局部经络气血，气血畅通，伸屈可复。通过《内经》所留载的治疗四肢的条辨内容来看，多以局部穴位为主。如《素问·缪刺论篇》载："邪客于足少阳之络，令人留于枢中痛，髀不可举，刺枢中以毫针，寒则久留针。"本条所述是邪气伤及足少阳经的络脉，使人在环跳部位产生疼痛，大腿不能举动，可用毫针针刺环跳穴，若因寒邪所伤者要长时间的留针。再如《灵枢·杂病》载曰："膝中痛，取犊鼻，以员利针，发而间之，针大如牦，刺膝无疑。"这一条辨也是局部穴位的所用。若膝内疼痛可针刺犊鼻穴，用员利针反复刺之，其针细如毛，针刺膝部不要迟疑。笔者在临床治疗四肢部位病变取局部穴位时常以阿是点刺血、火针刺法、扬刺法、齐刺法运用治疗，多能获佳效。

《内经》中治疗四肢部位的病变不仅有局部穴位的治疗运用，也有远部穴位的取用。如《素问·骨空论篇》云："膝痛不可屈伸，治其背内，连骭若折，治阳明中输髎，若别，治巨阳少阴荥。"本条辨说膝痛不能屈伸，治背部足太阳经的腧穴。疼痛牵连骭骨好像折断似的，针刺阳明经的三里穴治疗。另外可取用足太阳经的荥穴足通谷，足少阴经的荥穴然谷穴治疗。再如《素问·骨空论篇》云"淫泺胫酸，不能久立，治少阳之维，在外上5寸"。膝痛胫酸无力，不能长时间站立，针刺足少阳的络穴光明，穴位在外踝上5寸的位置。光明穴属胆络肝，胆是主骨所生病。又因肝主筋，肝虚则胫酸无力，不能持久站立，所以可刺足少阳之络光明穴。在《灵枢·经脉》载曰："足少阳之别，明曰光明，去踝五寸，别走厥阴，下络足跗……虚则痿？坐不能起。"不能站立，取之以补其不足，淫泺胫酸可愈。此处所取之穴是按其病性远部选穴。临床治疗时，根据患者所病部位以及病因、疾病性质，决定组方用穴。根据其病性、病变经络，或局部或远端选穴。

第四章 颈肩腰腿痛常用特色疗法简介

第一节 董氏奇穴疗法

一、概述

董氏奇穴，乃董门祖传数十代之针灸绝学，历经千年，代代相传，董景昌先生在其家传绝学基础上，经大量临床实践逐渐完善发展起来的独具特色之针灸体系。现今经广为传承运用，董氏奇穴已风靡全球，传遍世界各地，理论体系已逐渐形成，是目前行之有效的众多针灸新法中的一个新体系，为针灸在世界的推广发挥了重要的作用。

董氏奇穴治疗范围广泛，尤其在颈肩腰腿痛治疗方面有更加独到的优势，故在这里作简单的介绍。

二、特效董氏奇穴穴位

目前所公认的董氏奇穴穴位有740穴，临床所常用到的仅有百余穴。分布在手指部（一一部位）、手掌部（二二部位）、前臂部（三三部位）、上臂部（四四部位）、足趾部（五五部位）、足背部（六六部位）、小腿部（七七部位）、大腿部（八八部位）、耳朵部（九九部位）、头面部（十十部位）、前胸部（十一部位）、后背部（十二部位），脉络清晰，有章可循。

下面将临床常用的重要董氏穴位进行概括性介绍。

【木穴】

部位：在掌面食指之内侧，计有两穴点。

主治：肝火旺、脾气躁。

取穴：当掌面食指之内侧，距中央线2分之直线上，上穴在第2节横纹上1/3处，下穴在第2节横纹下1/3处，共2穴。

手术：针深2~3分。

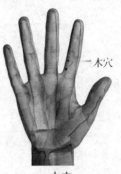

木穴

【妇科穴】

部位： 在大指第1节之外侧（即尺侧），计有两穴点。

主治： 子宫炎、子宫痛（急性、慢性均可）、子宫瘤、小腹胀、妇人久年不孕、月经不调、经痛、白带、月经过多或过少。

取穴： 当大指（背）第1节之中央线外开（偏向尺侧）3分，在上横纹1/3处一穴，在上横纹2/3处一穴，共2穴。

手术： 5分针，针深2分，一用两针。

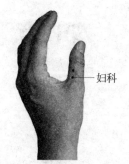

妇科穴

【还巢穴】

部位： 在无名指中节外侧（偏向尺侧）正中央。

主治： 子宫痛、子宫瘤、子宫炎、月经不调、赤白带下、输卵管不通、子宫不正、小便过多、阴门发肿、习惯性流产。

取穴： 当无名指外侧（偏向尺侧）正中央点是穴。

手术： 针深1~3分。

注意： 禁忌双手同时取穴。

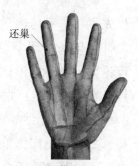

还巢穴

【心膝穴】

部位： 在中指背第2节中央两侧，计有两穴点。

主治： 膝盖痛、肩胛痛。

取穴： 当中指背第2节两侧之中央点，共2穴。

手术： 针深0.5分。

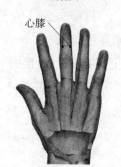

心膝穴

【肺心穴】

部位： 在中指背第2节中央线，计有两穴点。

主治： 脊椎骨疼痛、脖颈痛、小腿胀痛。

取穴： 当中指背第2节中央线，距上、下横纹各1/3处，共2穴。

手术： 横针皮下0.5分。

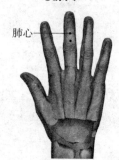

肺心穴

【制污穴】

部位：在大指背第1节中央线。

主治：久年恶疮、恶瘤开刀后刀口流水不止，不结口。

取穴：当大指（背）第1节中央线。

手术：以三棱针扎出黑血者当时见效。

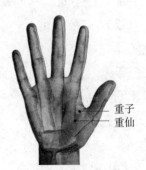

制污穴

【五虎穴】

部位：在大指掌面第一节外侧（即桡侧），计有五穴点。

主治：治全身骨肿。脚跟痛、脚痛、手痛、头顶痛。五虎一：手指痛；五虎二：加强五虎一与五虎三的效果；五虎三：足趾痛；五虎四：脚背痛；五虎五：脚跟痛。

取穴：当大指掌面第1节之外侧（即桡侧），每二分一穴，共5穴。

手术：针深2分。

五虎穴

【重子穴】

部位：虎口下约1寸，即大指掌骨与食指掌骨之间。

主治：背痛、肺炎（有特效）、感冒、咳嗽、气喘（小儿最有效）。

取穴：手心向上，当大指掌骨与食指掌骨之间，虎口下约1寸处是穴。

手术：1寸针，针深3~5分。

重子、重仙穴

【重仙穴】

部位：在大指骨与食指骨夹缝间，离虎口2寸，与手背灵骨穴正对相通。

主治：背痛、肺炎、高烧、心跳、膝盖痛。

取穴：当大指骨与食指骨之间，距虎口2寸处是穴。

手术： 1寸针，针深3~5分。

应用： 重子、重仙两穴同时下针，为治背痛之特效针。

【灵骨穴】

部位： 在手背面的食指与拇指叉骨间，第1掌骨与第2掌骨结合处，与重仙穴相对。

主治： 肺功能不足之坐骨神经痛、腰痛、脚痛、半面神经麻痹、半身不遂、骨骼胀大病、妇女经脉不调、难产、经闭、背痛、耳鸣、耳聋、偏头痛、经痛、肠痛、头昏脑涨。

取穴： 拳手取穴（拇指弯曲，抵食指第1节握拳），当食指、拇指叉骨间，第1掌骨与第2掌骨结合处，距大白穴1.2寸，与重仙穴相通。

手术： 用1.5~2寸毫针，针深通透重仙穴（过量针）。

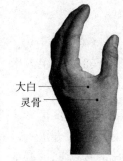

大白——

灵骨——

灵骨、大白穴

【大白穴】

部位： 在手背面，食指与拇指叉骨间陷中，即第1掌骨与第2掌骨中间之凹处。

主治： 小儿气喘、发高烧（特效）、肺功能不足而引起之坐骨神经痛。

取穴： 拳手取穴（拇指弯曲，抵食指第一节握拳），距虎口底5分处是穴。

手术： 用1寸针，针深4~6分，治坐骨神经痛；用三棱针，治小儿气喘、发高烧及急性肺炎（特效）。

注意： 孕妇禁针。

【中白穴】（又名鬼门穴）

部位： 手背，当小指掌骨与无名指掌骨之间，距指骨与掌骨结合处下5分是穴。

主治： 肾脏病之腰痛、腰酸、背痛、头晕、眼散光、疲劳及坐骨神经痛、足外踝痛、四肢水肿。

取穴： 拳手取穴，当小指掌骨与无名指掌骨之

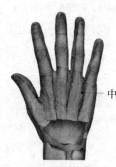

——中白

中白穴

间，距指骨与掌骨结合处下5分是穴。

手术：针深3~5分。

【腕顺一穴】

部位：小指掌骨外侧，距手腕横纹2.5寸。

主治：肾亏之头痛、眼花、坐骨神经痛、疲劳、肾脏炎、四肢骨肿、背痛（女人用之效更大，两手不宜同时用）。

取穴：在小指掌骨外侧，距手腕横纹2.5寸是穴。

手术：针深1~1.5寸。

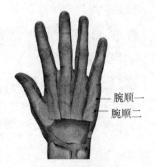

腕顺一、腕顺二穴

【腕顺二穴】

部位：手指掌骨外侧，距腕横纹1.5寸。

主治：鼻出血以及腕顺一穴主治各症。

取穴：当小指掌骨外侧，距手腕横纹1.5寸是穴。

手术：针深1~1.5寸。

【其门穴】

部位：在手腕横纹后2寸处，桡骨之外侧。

主治：妇科经脉不调、赤白带下、大便脱肛、痔疮痛。

取穴：当桡骨之外侧，距手腕横纹2寸处是穴。

手术：臂侧放，针斜刺约与皮下平行，针深2~5分。

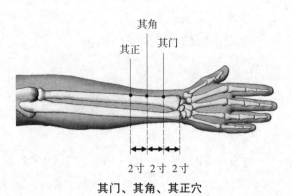

其门、其角、其正穴

【其角穴】

部位：桡骨之外侧，距手腕横纹后4寸（距其门2寸）。

主治：妇科经脉不调、赤白带下、大便脱肛、痔疮痛。

取穴：当桡骨之外侧，距手腕横纹4寸处是穴。

手术：臂侧放，针斜刺约与皮下平行，针深2~5分。

【其正穴】

部位：桡骨之外侧，距手腕横纹6寸（距其角2寸）。

主治：妇科经脉不调、赤白带下、大便脱肛、痔疮痛。

取穴：当桡骨之外侧，距手横纹6寸处是穴。

手术：臂侧放，针斜刺约与皮下平行，针深2~5分。

应用：其门、其角、其正三穴同针。

【心门穴】

部位：在尺骨鹰嘴突起之上端，去肘尖1.5寸陷中。

主治：心脏炎、心跳胸闷、呕吐、干霍乱、丹毒、小肠气、大腿弯前侧痛。

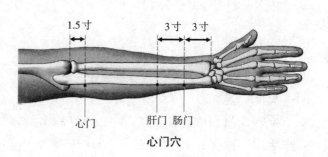

心门穴

取穴：手抚胸取穴，当下尺骨内侧陷处，距肘尖1.5寸是穴。

手术：针深4~7分。

注意：禁忌双手同时取穴。

【肩中穴】

部位：当后臂肱骨之外侧，去肩骨缝2.5寸。

主治：膝盖痛（特效针）、皮肤病（对颈项皮肤病有特效）、小儿麻痹、半身不遂、心跳、血管硬化、鼻出血、肩痛。

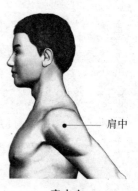

肩中穴

取穴：手臂平垂，当肩骨向下2.5寸。

手术：针深0.5~1寸。

应用：左肩痛针右肩穴，右肩痛针左肩穴，具有特效。

【上瘤穴】

部位：在足底后跟前缘正中央。

主治：脑瘤、脑积水（大头瘟引起者）、小脑痛、脑神经痛、体弱。

取穴：平卧，当足底后跟硬皮之前缘正中央是穴。

手术：针深3~5分。

注意：针深过量（超过5分）会引起心中不安，应忌之。

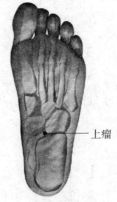

上瘤穴

【木斗穴】

部位：在第3跖骨与第4跖骨之间，去跖骨与趾骨关节5分。

主治：脾肿大（硬块）、消化不良、肝病、疲劳、胆病、小儿麻痹。

取穴：当第3跖骨与第4跖骨之间，去跖骨与趾骨关节5分处是穴。

手术：针深3~5分。

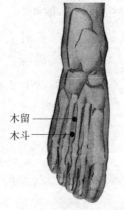

木斗、木留穴

【木留穴】

部位：在第3跖骨与第4跖骨之间，去跖骨与趾骨关节1.5寸。

主治：白细胞增多、脾肿大、消化不良、肝病、疲劳、胆病、小儿麻痹、中指无名指痛。

手术：针深3~5分。

【正筋穴】

部位：在足后跟筋中央上，距足底3.5寸。

主治：脊椎骨闪痛、腰痛、颈项筋痛、脑骨胀大、脑积水。

取穴：当足后跟筋正中央上，距足底3.5寸处是穴。

手术：针深5~8分（针透过筋效力尤佳）。体壮者坐位扎针，体弱者侧卧位扎针。

【正宗穴】

部位：在正筋穴上2寸处。

主治：肩背痛、腰痛、坐骨神经痛。

取穴：当足后跟筋之正中央上，距正宗穴上2寸处是穴。

手术：针深0.5~1寸。

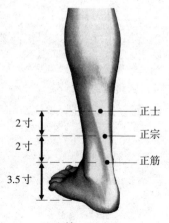

正筋、正宗穴

【一重穴】

部位：在外踝直上3寸，向前横开1寸。

主治：甲状腺肿大、眼球突出、扁桃腺炎、口眼㖞斜、偏头痛、痞块、肝病、脑瘤、脑膜炎、脾发炎、脾肿大、脾硬化、乳癌、乳肿大、三叉神经痛。

取穴：当外踝尖直上3寸，向前横开1寸处是穴。

手术：针深1~2寸。

【二重穴】

部位：在一重穴直上2寸（外踝直上5寸，向前横开1寸）。

主治：甲状腺肿大、眼球突出、扁桃腺炎、口眼㖞斜、偏头痛、痞块、肝病、脑瘤、脑膜炎、脾发炎、脾肿大、脾硬化、乳癌、乳肿大、三叉神经痛。

取穴：当一重穴直上2寸处是穴（外踝直上5寸，向前横开1寸）。

手术：针深1~2寸。

【三重穴】

部位：在二重穴直上2寸（在外踝直上7寸，向前横开1寸）。

主治：甲状腺肿大、眼球突出、扁桃腺炎、口眼㖞斜、偏头痛、痞块、肝病、脑瘤、脑膜炎、脾发炎、脾肿大、脾硬化、乳癌、乳肿大、三叉神经痛。

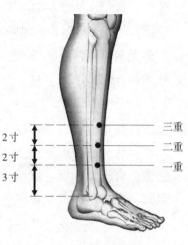

一重、二重、三重穴

取穴：当二重穴直上2寸处是穴（在外踝直上7寸，向前横开1寸）。

手术：针深1~2寸。

应用：一重、二重、三重三穴同时取穴（即所谓的倒马针），为治疗上述各症之特效针。

【四花上穴】

部位：在膝眼下3寸，胫骨外廉。

主治：哮喘、牙痛、心跳、口内生瘤、头晕、心脏炎、抽筋、转筋、霍乱。

取穴：当膝眼之下方3寸，在前胫骨肌与长总趾伸肌起始部之间凹陷中是穴。

手术：针深2~3寸。针深1.5~2寸治哮喘，针深3寸治心脏病。

应用：四花上穴配搏球穴治转筋霍乱，此时四花上穴须针深3寸。

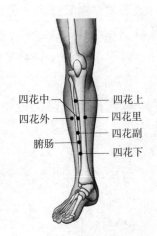

四花上、四花中穴

【四花中穴】

部位：四花上穴直下4.5寸。

主治：哮喘、眼球病、心脏炎、心脏血管硬化（心两侧疼痛）、心脏麻痹（胸闷难过，坐卧不安）、急性胃痛、骨骼胀大、肺积水、肺结核、肺瘤、肺气肿、肩胛痛、食指痛。消骨生肌。

取穴：当四花上穴直下4.5寸处是穴。

手术：三棱针刺出血治心脏血管硬化、急性胃痛、肠炎、胸部发闷、肋膜炎。用毫针针深2~3寸治哮喘、眼球痛。

【天皇穴】

部位：在胫骨头之内侧凹陷中，去膝关节2.5寸。

主治：胃酸过多、反胃（倒食症）、肾脏炎、糖尿病、小便蛋白尿、心脏病、高血压、心脏病引起之头晕、头痛、臂痛、失眠。

取穴：当膝下内辅骨下陷中，在胫骨头之内侧，去膝关节2.5寸是穴。

手术：针深0.5~1寸。

应用：与天皇副穴配合治疗倒食症、胃酸过多。

注意：不宜灸，孕妇禁针。

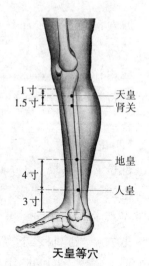

天皇等穴

【天皇副穴（肾关穴）】

部位：在天皇穴直下1.5寸。

主治：胃酸过多、倒食症、眼球㖞斜、散光、贫血、癫痫病、神经病、眉棱骨痛、鼻骨痛、头晕、肾亏引起的坐骨神经痛、头疼、腰酸、近视眼。直刺治胸口闷、痛；斜刺治肾亏之病。

取穴：当胫骨之内侧，天皇穴直下1.5寸处是穴。

手术：针深0.5~1寸。

应用：通常为天皇穴配针，治疗胃酸过多、倒食症。

【地皇穴】

部位：在胫骨之内侧，距内踝7寸。

主治：肾脏炎、四肢水肿、糖尿病、淋病、阳痿、早泄、遗精、滑精、梦遗、小便蛋白尿、小便出血、子宫瘤、月经不调、腰痛。

取穴：当胫骨之内侧后缘，去内踝7寸处是穴。

手术：针与腿约成45°角刺入，针深1~1.8寸。

注意：孕妇禁针。

【人皇穴】

部位：在胫骨之内侧后缘，在内踝上3寸。

主治：淋病、阳痿、早泄、遗精、滑精、腰脊椎骨痛、脖子痛、头晕、手麻、糖尿病、蛋白尿、尿血、肾脏炎、腰痛。

取穴：当胫骨之内侧后缘，去内踝3寸处是穴。

手术：针深0.8~1.2寸。

注意：孕妇禁针。

【侧三里穴】

部位: 四花上穴向外旁开1.5寸。

主治: 牙痛、面部麻痹。

取穴: 在腓骨的前缘,即四花上穴向外
横开1.5寸处是穴。

手术: 0.5~1寸。

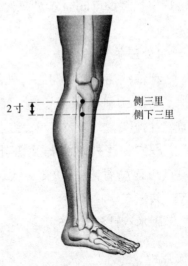

侧三里、侧下三里穴

【侧下三里穴】

部位: 在侧三里穴直下2寸。

主治: 牙痛、面部麻痹。

取穴: 在腓骨前缘,即侧三里穴直下2
寸处是穴。

手术: 0.5~1寸。

应用: 侧三里与侧下三里二穴同时取穴,但单足取穴。治疗左边牙痛,
用右腿穴位;治疗右边牙痛,用左腿穴位。

【足千金穴】

部位: 在侧下三里穴外(后)开5分(然后正对外踝尖)直下2寸。

主治: 急性肠炎、鱼骨刺住喉管、肩膀及肩背痛、喉咙生疮、喉炎、扁
桃腺炎、甲状腺肿。

取穴: 当腓骨前缘,侧下三里穴向后横开5分
直下2寸处是穴。

手术: 针深0.5~1寸。

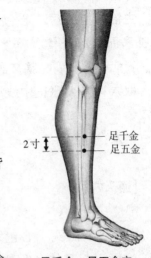

【足五金穴】

部位: 在足千金穴直下2寸。

主治: 急性肠炎、鱼骨刺住喉管、肩膀及肩背
痛、甲状腺肿。

取穴: 当腓骨前缘,即足千金穴直下2寸。

手术: 针深0.5~1寸。

应用: 足千金穴与足五金穴通常同时取穴,除

足千金、足五金穴

治疗甲状腺炎可同时双足取穴下针外，其他各病症均单足取穴下针。

【外三关穴】

部位： 在外踝尖与膝盖外侧高骨之直线上。

主治： 扁桃腺炎、瘤、癌、喉炎、腮腺炎、肩臂痛，各种瘤。

取穴： 当外踝尖与膝盖外侧高骨连线之中点一穴，中点与该高骨之中点又一穴，中点与外踝之中点又一穴。共三穴。

手术： 针深1~1.5寸。

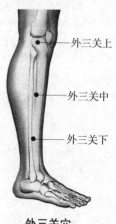

外三关穴

【通关穴】

部位： 在大腿正中线的股骨上，距膝盖横纹上5寸。

主治： 心脏病、心包络（心口）痛、心两侧痛、心脏病而引起身体各部之风湿病、头晕、眼花、心跳、胃病、四肢痛、脑贫血。

取穴： 当大腿正中线之股骨上，在膝盖横纹上5寸处是穴。

手术： 针深3~5分。

【通山穴】

部位： 在通关穴直上2寸。

主治： 心脏病、心包络（心口）痛、心两侧痛、心脏病而引起身体各部之风湿病、头晕、眼花、心跳、胃病、四肢痛、脑贫血。

取穴： 当大腿正中线股骨上，距通关穴上2寸处是穴。

手术： 针深5~8分。

【通天穴】

部位： 在通关穴直上4寸。

主治： 心脏病、心包络（心口）痛、心两侧痛、心脏病而引起身体各部之风湿病、头晕、眼花、心

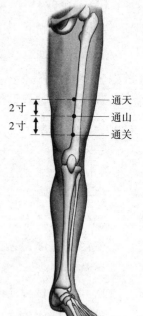

通关、通山、通天穴

跳、胃病、四肢痛、脑贫血。

取穴：当大腿正中线股骨上，在通山穴上2寸处是穴。

手术：针深0.5~1寸。

注意：通关、通山、通天三穴不能双足六穴同时下针，仅能双足各取一穴至二穴下针，高血压者双足只许各取一穴。

【通肾穴】

部位：在膝盖内侧上缘。

主治：阳痿、早泄、淋病、肾脏炎、糖尿病、肾亏而引起之头晕及腰痛、肾脏病之风湿痛、子宫痛、妇科赤白带下、口干、喉痛、喉瘤。

取穴：当膝盖内侧上缘凹陷处是穴。

手术：针深3~5分。

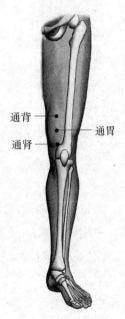

通背

通胃

通肾

通肾、通胃、通背穴

【通胃穴】

部位：在通肾穴上2寸。

主治：阳痿、早泄、淋病、肾脏炎、糖尿病、肾亏而引起之头晕及腰痛、肾脏病之风湿痛、子宫痛、妇科赤白带下、口干、喉痛、喉瘤、背痛。

取穴：膝盖上2寸，当大腿内侧赤白肉际处是穴。

手术：针深0.5~1寸。

【通背穴】

部位：在通胃穴直上2寸。

主治：阳痿、早泄、淋病、肾脏炎、糖尿病、肾亏而引起之头晕及腰痛、肾脏病之风湿痛、子宫痛、妇科赤白带下、口干、喉痛、喉瘤、背痛。

取穴：当通胃穴直上2寸处是穴。

手术：针深0.5~1寸。

【明黄穴】

部位：在大腿内侧之正中央。

主治：肝硬化、肝炎、骨骼胀大、脊椎长芽骨、肝功能不够而引起之疲劳、腰酸、眼昏、眼痛、肝痛、白细胞增多、消化不良。

取穴： 当大腿内侧前后上下之中心点处是穴。

手术： 针深1.5~2.5寸。

【天黄穴】

部位： 在明黄穴上3寸。

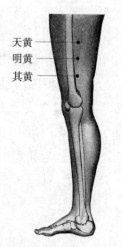

主治： 肝硬化、肝炎、骨骼胀大、脊椎长芽骨、肝功能不够而引起之疲劳、腰酸、眼昏、眼痛、肝痛、白细胞增多、消化不良。

取穴： 当明黄穴直上3寸处是穴。

手术： 针深1.5~2.5寸。

【其黄穴】

部位： 当明黄穴下3寸。

主治： 黄疸病及明黄穴主治各症。

取穴： 当明黄穴直下3寸处是穴。

明黄、天黄、其黄穴

手术： 针深1.5~2寸。

应用： 天黄、明黄、其黄三穴同时取穴下针，主治肝炎、肝硬化、骨骼胀大、肝功能不够而引起之各症、脾硬化、舌疮、心脏衰弱、心脏病、软骨突出压迫神经。

【驷马中穴】

部位： 直立，两手下垂，中指尖所至处向前横开3寸。

主治： 肋痛、背痛、肺功能不够之坐骨神经痛及腰痛、肺弱、肺病、胸部被打击后而引起之胸背痛、肋膜炎、鼻炎、耳聋、耳鸣、耳炎、面部神经麻痹、眼发红、哮喘、半身不遂、皮肤病、疮癣、眼球突出，脸上有黑斑、雀斑、青春痘，白眼珠有红血丝、鼻塞、饮食过度。

取穴： 直立，两手下垂，当中指尖所至处向前横开3寸处是穴。

手术： 针深0.8~2.5寸。

【驷马上穴】

部位：在驷马中穴直上2寸。

主治：肋痛、背痛、肺功能不够之坐骨神经痛及腰痛、肺弱、肺病、胸部被打击后而引起之胸背痛、肋膜炎、鼻炎、耳聋、耳鸣、耳炎、面部神经麻痹、眼发红、哮喘、半身不遂、皮肤病、疮癣、眼球突出，脸上有黑斑、雀斑、青春痘，白眼珠有红血丝、鼻塞、饮食过度。

取穴：当驷马中穴直上2寸处是穴。

手术：针深0.8~2.5寸。

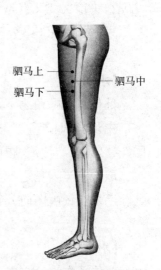

【驷马下穴】

部位：在驷马中穴直下2寸。

主治：肋痛、背痛、肺功能不够之坐骨神经痛及腰痛、肺弱、肺病、胸部被打击后而引起之胸背痛、肋膜炎、鼻炎、耳聋、耳鸣、耳炎、面部神经麻痹、眼发红、哮喘、半身不遂、皮肤病、疮癣、眼球突出，脸上有黑斑、雀斑、青春痘，白眼珠有红血丝、鼻塞、饮食过度。

取穴：当驷马中穴直下2寸处是穴。

手术：针深0.8~2.5寸。

应用：治疗肋痛、背痛、坐骨神经痛，单足取驷马中、驷马上、驷马下，三穴同时下针，左痛取右穴，右痛取左穴；治疗其余各症，两组六穴同时取之。

驷马中、驷马上、驷马下穴

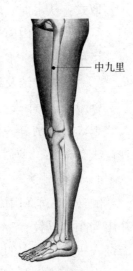

【中九里穴】

部位：大腿外侧中央线之中点。

主治：背痛、腰痛、腰脊椎骨痛、半身不遂、神经麻痹、脖颈痛、头晕、眼胀、手麻、臂麻、腿痛。

取穴：当大腿外侧中央线之中点外取穴。

手术：针深5~8分。

中九里穴

【正会穴】

部位：在头顶之正中央。

主治：四肢颤抖、各种风症、身体虚弱、小儿惊风、眼斜嘴㖞、半身不遂、神经失灵、中风不语。

取穴：正坐，以细绳竖放头顶中行，前垂鼻尖，后垂颈骨正中，另以一绳横放头顶，左右各垂耳尖，此绳在头顶之交叉点是穴。

手术：针深1~3分。

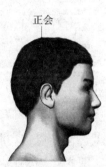

正会穴

【水通穴】

部位：在嘴角之下4分。

主治：风湿病、肾虚引起的疲劳、头晕、眼花、肾虚、肾亏、腰痛、闪腰、岔气。

取穴：当嘴角之下4分处是穴。

手术：针由内向外斜扎，针深1~5分。

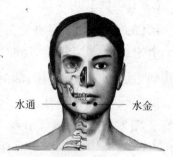

水通、水金穴

【水金穴】

部位：在水通穴向里平开5分。

主治：同水通穴。

取穴：从水通穴向里平开5分处是穴。

手术：针由内向外斜扎，针深1~5分。

运用：水通、水金两穴均主治肾病，取穴下针时应就发青处针之。

三、董氏针法及适应证

（一）董氏针法

董氏针法别具一格，自成一家，与十四正经传统针法迥然不同。董氏特种针法有3种：倒马针法、动气针法、牵引针法。

1. 倒马针法

倒马针法系利用2针或3针并列的方式，加强疗效的一种特殊针法。两针并用为小倒马针，3针并用为大倒马针，奇穴与十四经均可利用此针法。董氏奇穴所具有最大的特点就是这种倒马组穴而成，在董氏奇穴中常用的重要穴位大多数为倒马组穴，如上三黄、足驷马、足三重、指三重、三其穴等。

如十四经中的曲池与手三里调理阳明气血的合用、内关与间使治疗心脏病、支沟与外关治疗少阳经坐骨神经痛、内庭与陷谷治疗胃病等穴位之间的合用，均为这一针法的具体运用。这种邻近两针同时并列的针法，较之散列的多针的效果，是比较确实的。

2. 动气针法

动气针法即动引其气之意，就是针刺后立动患处牵引其气的一种操作方法。当针刺某个穴位得气后，边行针边令患者活动患处的方法，使病痛立即缓解，表示所选之穴已发挥应有的效能。这种针法是董氏针法中应用最广的一种针法，此针法不仅是董氏奇穴中的重要针法，并且是目前传统针灸的一种重要手法，特别是一针疗法中治疗各种痛证，被广泛运用，一针疗法若离开了动气针法，其疗效则会大大降低。

动气针法简单实用，作用强大，是提高针刺疗效的一种有效手段，在临床应根据病情灵活运用。

3. 牵引针法

牵引针法是两端选穴相互牵引之意。牵引针法的作用在于疏导与平衡。临床操作时先以健侧远端取穴为治疗针，再于患侧远端取相关穴位作牵引针，然后两端同时捻针，交互感应，这样患处必在两穴之间，彼此两穴相互牵引，其气相通，病痛而解。

这种针法仍然是一种简单有效的好方法，在临床中具有很强的实效性。如太阳经型坐骨神经痛，先取健侧的后溪、腕骨为主针，再取患侧的束骨穴作牵引针。牵引针法真正起到了"牵一发而动全身"的作用。

倒马、动气、牵引针法，虽然操作简单，但作用功效强大，运用这些针法能最大限度、最快速地激发人体内在潜能集中定向达到病灶，使诸多疑难杂症、顽症痼疾而速愈。

（二）适应证

董氏奇穴针灸取穴少、见效快、治疗范围广，无论常见病还是疑难痼疾均有很好的治疗功效，尤其是对各种痛症作用更加满意。如各部位的骨质增生、腰椎间盘突出症、颈肩腰背腿痛等运动系统疾病均有特效。

四、颈肩腰腿痛常见病症董氏针灸临床应用

1. 落枕

①重子穴、重仙穴。②正筋穴、正宗穴。

2. 肩周炎

①肾关穴。②四花中穴。③足千金穴、足五金穴。④肩中穴。

3. 颈肩痛

①肾关穴。②重子穴、重仙穴。

4. 肩痛

肩中穴。

5. 肩胛骨痛

①重子穴、重仙穴。②心膝穴。

6. 肩臂痛

外三关穴。

7. 肩背痛

①足千金穴、足五金穴。②通胃穴、通背穴。③肾关穴。④重子穴、重仙穴。

8. 胸椎痛

①肺心穴。②心膝穴。

9. 尾椎骨痛

肺心穴。

10. 尾椎骨尖端痛

心门穴。

11. 颈、胸、腰骨质增生

上三黄穴。

12. 急性腰扭伤

①二角明穴。②马金水穴。③马快水穴。

13. 肘关节痛

①灵骨穴。②四花中穴。

14. 手臂不举

①肾关穴（手臂不能前抬者）。②四花中穴。③足千金穴、足五金穴（手臂不能后抬者）。④气虚者灵骨穴、大白穴；心血不足者火膝穴、内通关穴、内通山穴、内通天穴。

15. **手腕痛**

①四肢穴。②侧三里穴、侧下三里穴。

16. **手指麻**

①木斗穴、木留穴。②火菊穴。③肾关穴。

17. **手指痛**

①五虎一穴、五虎二穴。②人士穴。

18. **手指拘挛不伸**

重子穴、重仙穴。

19. **大腿痛**

①三叉三穴。②中九里。③心门穴。

20. **坐骨神经痛**

①虚性坐骨神经痛：灵骨穴、大白穴。②太阳经型坐骨神经痛：腕顺一穴、腕顺二穴。③少阳经型坐骨神经痛：中白穴、下白穴。

21. **膝盖痛**

①肩中穴。②心门穴。③心膝穴。④三金穴点刺放血。⑤土水穴。

22. **小腿胀痛**

①肩中穴。②次白穴。③精枝穴点刺。

23. **足踝扭伤**

①小节穴。②五虎四穴、五虎五穴。

24. **足跟腱痛**

胆穴。

25. **足跟痛**

①五虎五穴。②灵骨穴。

第二节　刺络放血疗法

一、概述

成书于战国时期的《黄帝内经》的诞生，标志着针灸理论体系的基本形成，为后世针灸学术的发展奠定了基础，历代针灸都源于此，至今针灸理论的框架也源于此书。本书共有162篇，其中67篇有关于刺血疗法的论述，46篇内容专门介绍了刺血疗法，全面记载了刺血疗法的名称、依据、作用、针法、取穴方法、主治范围、应用方式、禁忌及注意事项等，较为系统全面。由此可见古人不仅能够广泛地运用这一疗法，而且已有了完整的理论体系。

《黄帝内经》中的理论是后世刺血疗法的中心依据，奠定了刺血疗法的理论基础。历代医家都以此为纲要，现代刺血疗法仍以此为最基本的核心内容。《灵枢·九针十二原》中言"菀陈则除之"。《素问·阴阳应象大论》中说："血实宜决之。"《灵枢·经脉篇》说："故刺诸络脉者，必刺其结上甚血者，虽无结，急取之，以泻其邪而出其血。"《素问·血气形志篇》言"凡治病必先去其血"等治疗原则。并且在不同的篇章中对刺血专用工具及疾病的治疗进行了详细的记述。《灵枢·九针十二原》说："九针之名，各不同形，……四曰锋针，长一寸六分，……锋针者，刃三隅以发痼疾。"《灵枢·九针》中云："四曰锋针，取法于絮针，筒其身，锋其末，长一寸六分，主痈热出血。"可见，这一时期刺血疗法的体系已较为完整地形成。

二、基本操作

1. 刺血疗法针具

《灵枢·九针十二原》中载曰："九针之名，各不同形，一曰镵针，长一寸六分……四曰锋针，长一寸六分，五曰铍针，长四寸……"九针各有不同，各有所用。可用于刺络的主要是锋针与铍针。《灵枢·九针十二原》中曰："锋针者，刃三隅以发痼疾。"又说："铍针者，末如剑锋，以取大脓。"可见两针都用于刺络，后世的三棱针是由锋针演变而来。

近代在临床用于刺络的针具主要是三棱针，现代仍然还较为常用。目前，随着无菌医学的规范化，现代刺血工具有了新的变化，多为一次性的刺血针具，现代用之最广的是刺血笔的运用，再就是一次性刺血针头的运用。一次性刺血针头非常锋利，痛苦小、易出血，并且做到了彻底的无菌操作，将是下一步所常用的刺血针具，笔者在临床都是以此针具而用。

2. 常用刺血手法

在历代刺血疗法中所用的针刺手法颇多，在临床用之较多的有4种。分别是点刺法、散刺法、刺络法、挑刺法。

（1）点刺法：本法是用刺血针点刺腧穴或血络以治疗疾病的方法。此法最常用于手指、足趾末端的穴位，以及头面部的穴位，如十二井、十宣、耳尖等穴。

（2）散刺法：本法又称为"围刺"、"丛刺"、"豹纹刺"。此法是在病变局部及其周围进行连续点刺以治疗疾病的方法，根据病变部位大小不同点刺，由病变外缘呈环形向中心点刺，亦可用梅花针重叩应刺部位使之出血。可用于疔肿痈疽、局部慢性溃疡、带状疱疹、顽癣痒等疾病。

（3）刺络法：用刺血针直接刺入皮卜浅静脉，使其自然流出血液，血尽而止，或血变而止，目前这一手法用之甚广。如委中、丰隆、足三里、曲泽、太阳、耳背等部位的刺血。

（4）挑刺法：这一刺法是用刺血针挑断皮下白色纤维组织，用以治疗某些疾病的方法。挑刺法的治疗，首先确定挑刺的部位，先找反应点，反应点类似丘疹，一般似针帽大小，多呈褐色或粉红、灰白、棕褐色等。如麦粒肿在肩背区反应点、痔疾在腰骶部的反应点，支气管哮喘、胃病等反应点的挑刺。

三、出血量

刺血治疗时一定把握好出血量，首先要以患者的具体病情决定出血量的多少，然后还要根据患者的体质、年龄、季节、刺血的次数和个体耐受性等多方面决定出血量的多少。刺血过多不仅使患者加重痛苦，还对患者造成一定的危害，量过少又达不到治疗需求，所以要求出血量必须适中，中病而止。

在临床上根据刺血量的多少一般有3种治疗方案，大量出血在100~200毫升之间；中等量的出血一般在50~100毫升之间；少量的出血在50毫升以下。临床上以少量和中等量的出血为多用。但总的要求一定因人因病而异。

四、适应证与禁忌证

（一）适应证

刺血疗法是针灸临床中独具特色的有效疗法。具有适应证广、取材方便、费用低廉、取穴少而精、操作简单、奏效迅速、不良反应少等多方面的优势作用。故被历代针灸医家所乐用，一直历代相传，经久不息。在现代临床中运用更加广泛，不仅用于治疗慢性病、实证，而且也能用于多种急症、虚证的患者，对许多疑难杂病往往可见奇效。所以乃有"神奇的疗法"、"绿色疗法"等称谓。

目前，据多方面的资料统计，刺血疗法已用于临床各科近300种病的治疗。通过大量临床治疗观察，刺血疗法对以下疾病有着可靠的临床效果。

（1）内科疾病：上呼吸道感染、肺炎、高血压、心脏病、急性肠胃炎、消化性溃疡、肝炎、胆囊炎、头痛、三叉神经痛、面瘫、多发性神经炎、更年期综合征、痛风、中暑、昏迷、休克等。

（2）外科疾病：疖肿、疔疮、蜂窝织炎、急性淋巴管炎、急慢性骨髓炎、血栓闭塞性脉管炎、静脉炎、伤口感染、毒蛇咬伤、急性乳腺炎、痔疮等。

（3）骨科疾病：急慢性腰扭伤、肩周炎、肱骨外上髁炎、落枕、腱鞘囊肿、跌打损伤、膝痛、跟痛症、踝关节扭挫伤、坐骨神经痛、腰椎病变、风湿及类风湿等。

（4）妇科、男科疾病：痛经、月经不调、急慢性盆腔炎、不孕症、产后乳少等疾病。前列腺炎、睾丸炎、阳痿等病。

（5）儿科疾病：小儿哮喘、小儿急慢性惊风、小儿急性喉炎、小儿麻痹后遗症、遗尿症、脑炎后遗症等。

（6）五官科疾病：急性结膜炎、麦粒肿、青光眼、牙痛、鼻炎、耳病、口疮、扁桃体炎等。

（7）皮肤科疾病：神经性皮炎、痤疮、黄褐斑、带状疱疹、斑秃、荨麻疹、湿疹、酒渣鼻等。

（二）禁忌证

一种疗法再好，也不能包治百病，刺血疗法也依然如此。虽然本疗法具有多种优势作用，属于一种绿色自然疗法，但也有一定的禁忌证。当使用得当，对人体无任何不良副作用，若运用不当也会带来一定的危害，所以必须掌握其禁忌证。

（1）体虚久病、贫血、低血压、过度疲劳、严重呕吐泄泻的患者根据具体情况慎刺或禁刺。

（2）孕妇、习惯性流产、产后慎刺或禁刺，月经期慎刺。

（3）大出血及易出血患者禁刺，如血友病、血小板减少性紫癜等凝血机制障碍者。

（4）皮肤有感染、溃疡、瘢痕、血管瘤等，禁在患处操作，可在周围适当选穴。

（5）严重的传染病人和心、肝、肾功能不全者要禁刺。

（6）动脉及血瘤（静、动脉瘤）禁刺。

五、刺血疗法在痹证的运用

中医认为"通则不痛"，如果气血运行失常，则会发生气滞血瘀，经络壅滞、闭塞不通，就会发生各种痹证。诚如《灵枢·经脉》所言："诸刺络脉者，必刺其结上，甚血者虽无结，急取之以泻其邪而出其血，留之发为痹也。"也就是说，如果瘀血留于经络可发展为痹证。《灵枢·阴阳二十五人》曰："其经络之凝涩，结而不通者，此于身皆为痛痹。"说明经络凝结不通，瘀血于内，出现痛痹等证。根据《内经》提出"血实宜决之"、"菀陈则除之"的治疗原则来"通其经脉，调其血气"，通过刺络放血的方法疏通经络中瘀滞的气血。《灵枢·寿夭刚柔》言："久痹不去身者，使其血络，尽出其血。"所以各种痹证皆适宜刺血治疗，尤其是顽痹证更需要刺血治疗。在西医临床所说的颈肩腰腿痛疾病大多数可用于刺血治疗。如急性腰扭伤、落枕、颈椎病、肩周炎、臂丛神经痛、肱骨外上髁炎、强直性脊柱炎、骨质增生、风湿及类风湿关节炎、膝痛、腰椎病变、坐骨神经痛、梨状肌综合征、股外侧皮神经炎、腕管综合征、腱鞘囊肿、腕关节损伤、踝关节扭伤、跟痛症、痛风、雷诺综合征、血栓闭塞性脉管炎、格林-巴利综合征等病。

第三节　火针疗法

一、概述

火针疗法是将特制的针具用火烧红针体后，迅速刺入人体的一定腧穴或部位，从而达到防病治病的一种特殊治疗方法。火针疗法具有施治简便、疗效速捷的优势特点，并对顽症痼疾可有良好的作用。火针早在《黄帝内经》中已有记述，如《灵枢·经筋》中有载："治在燔针劫刺也。"《素问·调经论》言："病在筋，调之筋，病在骨，调之骨，燔针劫刺。""燔针"即指火针。

在《伤寒论》将火针称为"烧针"、"温针"。到了晋代，陈延之在《小品方》中首次提出了"火针"的名称。这一时期之前，火针主要用于寒证之病。到了唐代孙思邈的《备急千金要方》中记载可用于外科疮疡痈疽及痰核瘰疬等病，这是火针疗法治疗热证最早的记录，进一步扩展了火针的适用范围。发展到宋代，火针到了鼎盛时期，可用火针治疗内脏疾患，极大地扩展了火针的治疗作用。手法逐渐完善，运用范围不断扩大，火针疗法已成熟地运用于临床。但到了清末因清政府对针灸排斥，针灸走向了衰退，火针更受到了重创。新中国成立后针灸获得了新生，火针也逐渐开始复生。其中，以原北京中医学院贺普仁教授为代表发起和倡导了火针的临床使用，使这一古老疗法焕发出新的活力。

二、火针的治疗作用

火针疗法是借"火"之力而取效。火针是集毫针激发经气、火气温阳散寒的功效于一体，通过借火助阳，温通经络，开门祛邪，以热引热等机制起作用。"借火助阳"是其根本，正是由于火，才有了开门、引热等功能，产生了火针许多独特的治疗作用。可简单地归纳为"温""通""补""清""消"5个方面的作用。"温"是温经；"通"是通经；"补"是补气血；"清"是清热；"消"是消瘀散结。

三、火针的操作方法

1. 选穴

火针取穴多以局部取穴为主，《素问·经筋篇》云："燔针劫刺，以知为数，以痛为腧。"就是说用火针取其痛点快速点刺到应有的深度，治疗相关疾病。其次再可以按照毫针刺法选穴原则选取相关穴位，但选穴宜少。

2. 常用刺法

（1）点刺法：是最常用的火针刺法，用火针在腧穴上施以单针点刺的方法。其他火针刺法多以此法为基本。主要用于痛证及脏腑疾患。

（2）密刺法：在体表病灶上施以多针密集刺激的方法，每针间隔约1厘米。重者可相应地密刺。主要用于增生性及角化性皮肤病，如神经性皮炎等。

（3）散刺法：在体表病灶上施以多针疏散刺激的方法，每针间隔2厘米左右。一般选择细火针、浅刺为宜。主要用于治疗四肢麻木、躯体痛痒、肢体拘挛等病证。

（4）围刺法：围绕体表病灶周围施以多针刺激的方法，针刺点在病灶与正常组织的交界处。此法可改善局部血液循环，可用于臁疮、带状疱疹等。

（5）刺络法：用火针刺入体表血液瘀滞的血络，放出适量血液的方法。本法在穴位区周围的瘀络点刺，如委中、曲泽、丰隆等穴位常以此法而用，是目前用之较多的刺血方法。

四、火针操作的基本要点

1. 练针

火针要求操作的速度极快，因此必须要有熟练的手法，平时多加练习，做到得心应手，手刺须准稳。

2. 练烧针

练烧针就是在最短的时间内将针烧到最合适的程度，这是火针操作的重要环节。《针灸大成·火针》言："灯上烧。令通红，用方有功。若不红，不能去病，反损于人。"一般先烧针身，后烧针尖，根据需求可烧至白亮、通红或微红3种程度。

3. 针刺

操作时将灯尽量靠近施治部位，烧针后对准所刺部位垂直点刺，速进速退。

4. 针刺深度

针刺深度应根据患者的年龄、体质、病情和针刺部位的肌肉厚度而定。《针灸大成》有云："切忌太深，恐伤经络，太浅不能去病，惟消息取中耳。"一般腕踝关节可针刺0.2~0.3寸；头面部、井穴针刺深度为0.05寸左右；腕、踝关节周围及以下、胸胁部一般在0.1~0.2寸；四肢、腰腹部一般针刺到0.2~0.5寸。

5. 疗程与间隔时间

一般情况下，火针多为隔日治疗。对于急性病可每日治疗1次。慢性病3~7日治疗1次。

总之，操作火针必须有牢固的针灸学基础，临床具体运用是在毫针针刺基础下的一种运用方法。火针操作时要胆大心细，掌握"红、准、快"三字原则。"红"是指针要烧到一定火候；"准"是指进针时取穴准而不误，并能达到预定的深度；"快"是指进出针的速度快捷。

五、火针的适应证、禁忌证与注意事项

(一) 适应证

火针的适应证极为广泛，可涉及骨科、外科、内科、皮肤科、妇科、儿科、男科、五官科等200余种疾病。目前，在临床用之最多疗效确定的疾病如下：

(1) 骨科：颈椎病、落枕、强直性脊柱炎、肩周炎、肱骨外上髁炎、腱鞘囊肿、骨性关节炎、腰椎病、腰肌劳损、关节扭挫伤、跟痛症。

(2) 内科：咳喘、胃痛、慢性结肠炎、风湿性关节炎、类风湿性关节炎、痛风、面神经炎、面肌痉挛、遗尿等。

(3) 外科：痈疽、丹毒、溃疡、流行性腮腺炎、瘰疬、乳腺炎、乳腺增生、静脉曲张、鸡眼等。

（4）皮肤科：疣、痣、湿疹、痤疮、雀斑、带状疱疹、神经性皮炎、虫咬性皮炎、冻疮等。

（5）其他：痛经、月经不调、子宫肌瘤、不孕症、外阴白色病变、小儿支气管哮喘、前列腺病、不育症、阳痿、扁桃体炎、口腔溃疡等。

（二）禁忌证

火针若使用得当，则为有效的治疗方法，若为不当只会损伤皮肉。因此要严格掌握治疗的禁忌。

（1）不明原因的肿块部位、大失血、凝血机制障碍的患者，中毒的患者，精神失常者，均为禁忌。

（2）孕妇及新产后产妇，糖尿病患者，瘢痕体质或过敏体质者，慎用火针。

（3）高热患者、危重患者也慎用火针。对一般针刺所禁忌的病患也为火针的禁忌。

（三）注意事项

（1）由于火针给人恐惧感，所以在第1次操作前，首先做好患者的解释工作，避免患者紧张。

（2）凡为火针禁忌证者不可采用火针，要掌握好适应证与禁忌证。

（3）使用火针时应注意安全，防止烧伤或火灾等意外事故的发生。

（4）针刺时应注意操作深度，防止刺伤脏器，并注意防止刺伤大动脉及神经干。

（5）避免晕针、弯针、滞针、断针等意外情况的发生。只有正确地操作方可避免这些意外情况的出现，若一旦发生，及时正确地处理。

（6）当针后当天针孔可出现发红，或针孔有小红点高出皮肤，甚或有些患者出现发痒，这属正常现象，嘱患者避免搔抓。24小时内不要浸水，以防感染，同时禁食或少食辛辣之物，注意休息。

六、火针疗法在痹证的运用

痹证是由于风、寒、湿等邪气闭阻经络，影响气血运行，导致肢体筋骨、关节、肌肉等处发生疼痛、重着、酸楚、麻木，或关节屈伸不利、僵硬、肿大、变形等症状的一类疾病。《内经·痹论》曰："风寒湿三气杂至，合而为痹也。"张介宾曰："痹者，闭也，闭塞之义也。"当人体正气不足，风寒湿邪侵袭经脉，导致脉气不通，故致本病。火针有疏通和调畅经络的作用。

火针疗法可以温通经脉，使得气畅血行，达到"通则不痛"，故用火针可治疗各种痹证。经络阻滞，气血运行受阻，筋肉肌肤失于濡养，则可出现上述不同的症状。火针疗法温煦机体，疏通筋络，鼓舞气血运行，故能解除所出现的系列症状。

火针疗法治病机制在于温热经脉，人身气血喜温而恶寒，温则留而通之，寒则涩而不行。火针疗法正是借助火力之阳，激发经脉之阳气，使气血调和、经络畅通。火针这一作用机制正能够解除痹证之因，达到有效的治疗。所有的痹证皆能适合用火针治疗。如落枕、颈椎病、风湿性关节炎、类风湿性关节炎、强直性脊柱炎、慢性腰肌劳损、肩关节周围炎、网球肘、膝关节炎、肌筋膜炎、腰扭伤、关节扭挫伤、腰椎病、腱鞘炎、腱鞘囊肿、坐骨神经痛、梨状肌综合征、痛风、静脉曲张等病。

第四节　艾灸疗法

一、概述

"灸"据考证，最早大约在5000年前就被中国人发明了。灸疗法的文献记载，可追溯到春秋战国时期。1973年湖南长沙马王堆三号汉墓出土的帛书《足臂十一脉灸经》、《阴阳十一脉灸经》，既是关于经脉的专著，又是记载灸法最早的医学典籍，由此灸法自此诞生。针灸是针与灸的并称。在临床中针与灸常相合而用，有相互补充、相得益彰的作用。《灵枢·官能篇》说："针所不为，灸之所宜。"孙思邈的《备急千金要方》云："若针而不灸，灸而不针，皆非良医也。"强调了针与灸应相并重，互为运用的重要性。在李梴的《医学入门》云："药之不及，针之不到，必须灸之。"的运用记载。说明了古代医家大力提倡针、灸并重，灸法是针法治病必要的补充。可以说针与灸各占50%的相等比例，在临床中若单用针刺，被称为下干针，若单用灸法，被称为灸疗，相合而用故称为针灸。

灸法是以艾绒为主要施灸材料，点燃后借其温热作用于经络腧穴，用于防病治病的一种方法。

二、灸法的作用、种类及应用

(一) 作用

1. 温经散寒、行气通络

通过温灸的方法以温经散寒，加强机体气血运行，达到临床治疗目的。如寒湿所引起的痹证、风寒型泄泻等病。

2. 升阳举陷、回阳固脱

阳气衰则阴气盛，阴气盛则为寒、为厥，甚则欲脱。此时可用灸法能温补虚脱之阳气。在《伤寒论》中说："下痢，手足厥冷，无脉者，灸之。"更有《扁鹊心书》曰："真气虚则人病，真气脱则人死，保命之法，灼艾第一。"临床多用于脱证、中气不足、阳气下陷之遗尿、脱肛、阴挺、崩漏、带下等病。

3. 消瘀散结，拔毒泄热

风寒湿外邪侵袭机体，使人体局部气血凝滞，经络受阻，即可出现痹阻不通功能障碍。此时运用灸疗，可使气机通畅，营卫和畅，故瘀结自散。临床可用于疮伤疖肿、冻伤、扭挫伤等病。

4. 防病保健，延年益寿

艾灸用于保健由来已久，是防病保健的重要方法之一。在民间素有"若要按，三里常不干"之说。《扁鹊心书》说："人无病时，常灸关元、气海、命门、中脘，虽未得长生，亦可保百余年寿矣。"也就是说无病施灸，可激发人体的正气，增强抗病能力，使人精力充沛、长寿不衰。

总之，灸法对人体是一种良性刺激，能使衰弱之功能旺盛，也能使亢进之功能得到抑制。虚寒者能补，郁结者散，有病者能治病，无病者可以健身延年。

(二) 灸法的种类及运用

1. 艾灸

包括艾炷灸、艾条灸、温针灸、温灸器灸。

(1) 艾炷灸包括直接灸（无瘢痕灸和瘢痕灸）和间接灸（隔姜灸、隔蒜灸、隔盐灸、隔附子饼灸）。

(2) 艾条灸包括悬灸（温和灸、雀啄灸、回旋灸）和实按灸（太乙针灸和雷火针灸）。

(3) 温针灸（针加灸并用）。

（4）温灸器灸（现代新兴灸法）。

2. 其他灸法

其他疗法包括灯火灸和天灸。

下面介绍临床常用的灸法。

（1）无瘢痕灸：

①操作要点：腧穴皮肤涂以介质；当患者感到灼痛时换炷再灸，一般灸3~5壮。

②适应证：多用于慢性虚寒性疾病，如哮喘、腹泻等。

（2）隔姜灸

①操作要点：生姜切薄片，针刺数孔；将姜片、艾炷放置在所需的穴位上，当患者感到灼痛时换炷再灸，一般灸5~10壮。

②适应证：多用于风寒感冒、呕吐泄泻、腹痛、肾虚遗精、风寒湿痹、面瘫、麻木酸痛、肢体痿软无力等。

（3）悬起灸

①操作要点：将艾条一端点燃，距离皮肤2~3厘米施灸；旋转或上下移动施灸，以免烫伤，每穴灸5~10分钟，患者局部皮肤有温热感无灼痛为度。此法容易操作，适合患者自灸。

②适应证：适应证广泛，凡是应该施灸的疾病，一般可适用这一灸法。

（4）实按灸

①操作要点：将点燃的艾条隔布或隔绵纸数层实按在穴位上，火灭后重新点火按灸，反复灸7~10次为度。这一灸法灸得快、省时间、面积大。

常用的实按灸包括太乙神针和雷火神针（将艾绒中加入大量行气活血、搜风通络的药物）。

②适应证：用于治疗风寒湿痹、半身不遂等顽疾。

（5）温针灸：温针灸是针刺与艾灸相结合的一种方法，又名传热灸、烧针尾。在《针灸聚英》中对此法的运用早有详细的描述。温针灸是一种简便易行的针、灸并用法，其艾绒燃烧的热力可通过针身传入体内，针与灸相得益彰，适用于既需要针刺留针，又需施灸的疾病。常用于风湿疾患、关节酸痛、凉麻不仁、便溏腹胀等疾病。当针刺得气后，在针柄上放置一段2~3厘米的艾条施灸，艾炷与皮肤之间的距离一般在4厘米左右，过近则易烧烫伤皮肤，过远疗效不佳。这一方法笔者在临床经常所用，简单实用，值得推广。

三、灸法的禁忌证与注意事项

(一) 禁忌证

对于灸法的禁忌证比较简单明了，大多数疾病均可适合灸法。除了全身的实热证或虚热证不能灸，其他情况一般均可用灸法。但要掌握好操作方法和灸量，以及和其他方法的配合运用。

(二) 注意事项

(1) 首先避免烧烫伤。无论采用何种灸法，都要注意安全，防止烧烫伤的发生。

(2) 防止火灾。施灸时做好防火安全，避免发生火灾的不良后果。

(3) 注意施灸部位的禁忌。凡颜面五官、大血管和肌腱部位不用直接灸法，以防形成瘢痕，妨碍美观及运动。孕妇的腹部和腰骶部，以及乳头、阴部、睾丸不宜施灸。

(4) 注意晕灸的发生。晕灸者虽然极少，但也有发生，故在操作时应当注意。对饥饿、疲劳、恐惧者应当避免施灸，施灸时间不宜过长、刺激量不宜过重。在施灸时若出汗过多应及时补充水分，保持舒适体位，防止过度疲劳。

(5) 防治灸疮的感染。用直接灸法，往往会出现起疱、结痂、溃烂等灸疮现象。发生后注意防止摩擦，给予合理的保护，防止感染的发生。

(6) 灸法出现不良现象时要正确处理。有少数患者在开始施灸时会有发热、疲劳、全身不适等反应，轻者不用特殊处理，当继续施灸可消失，或调整施灸量。明显者循序渐进法施灸，或加用滋阴生津的中药。

(7) 施灸治疗疗程一般长久，需要患者耐心坚持，只有坚持灸，正确地灸，才能达到应有的治疗目的。

四、灸法在痹证中的运用

《灵枢·调经论》云："血气者，喜温而恶寒，寒则泣而不留，温则消而去之。"经脉喜温而恶寒，血气在经脉中，寒者泣涩，温者通利。若人体阳气不足，内生阴寒，不能正常地温煦经脉，则经脉不利、气血凝滞不畅。风寒湿邪乘虚而入，此时形成痹证。则会出现关节疼痛，活动不利，经脉挛急，关节拘挛难以屈伸，肌肉关节疼痛等系列症状。此时用艾灸治疗既可以温阳益气、行气活血，又能祛湿散寒、温经通络，实属有效对症治疗法。临床用灸法可以治疗风、寒、湿、邪引起的一切病证。

参考文献

[1] 编写组. 灵枢 [M]. 北京：人民卫生出版社，2005.

[2] 编写组. 黄帝内经素问 [M]. 北京：人民卫生出版社，2005.

[3] 高树中. 针灸治疗学 [M]. 上海：上海科学技术出版社，2009.

[4] 贺普仁. 普仁明堂示三通 [M]. 北京：科学技术文献出版社，2011.

[5] 张善忱. 内经针灸类方与临床讲稿 [M]. 北京：人民军医出版社，2009.

[6] 王峥. 中国刺血疗法大全 [M]. 合肥：安徽科学技术出版社，2011.

[7] 王玲玲. 当代针灸临床治验精粹 [M]. 北京：人民卫生出版社，2007.

[8] 张亚平. 浮针疗法 [M]. 北京：人民卫生出版社，2003.

[9] 符文彬. 针灸临床特色疗法 [M]. 北京：中国中医药出版社，2011.

[10] 黄劲柏. 名医针灸特色疗法 [M]. 北京：人民军医出版社，2013.

[11] 王秀珍. 刺血疗法 [M]. 合肥：安徽科学技术出版社，1986.

[12] 博智云. 腹针疗法 [M]. 北京：中国科学技术出版社，1999.

[13] 司言词. 针灸临床笔记 [M]. 北京：人民军医出版社，2012.

[14] 张智龙. 针灸临床穴性类编精解 [M]. 北京：人民卫生出版社，2009.

[15] 孙文善. 微创埋线与临床治疗应用 [M]. 北京：中医古籍出版社，2010.

后 记

笔者一开始就从事基层医疗服务，每天面对最多的病患就是颈肩腰痛类疾病，这些患者多是基层重体力劳动者，经济上困难，还舍不得多花钱治病，一般是尽量坚持，当实在坚持不住了才来治病，面对他们的痛苦，有时真是束手无策，心里甚是苦恼。总想能有一种两全其美的方法，既能少花钱，又能治好病，冥思苦想，终于有了结果，那就是祖国的医学奇葩——针灸。于是弃西医，学针灸。

开始多方学习，不仅学习传统针灸，而且学习了各种新疗法。功夫不负有心人，终于能够如愿以偿，使患者花最少的钱而能治好病，心中终于有了一丝安慰。后来走上了针灸教学之路，学生最渴求的仍是颈肩腰腿痛的治疗，再一次心灵的触动，于是写了这本书。本书是根据笔者多年的临床实践，并结合针灸特色疗法编写而成。在编写中，虽然本着简而明的精神，力求精而专的想法，但因水平所限，难以如愿。只求能起到抛砖引玉的作用，给大家一点启发，供同道一点思索，亦为足矣。

在编写过程中，参考了大量的书籍和杂志，在此向各位作者深表谢意。

杨朝义

2014年国庆前夕夜于蒙山脚下